La mort de la clinique ?

Sous la direction de

Daniel Couturier
Georges David
[Domi]nique Lecourt
[ ]Daniel Sraer
[Pierr]e Sureau

[...] clinique ?

[...nov]embre 2009

ISBN 978-2-13-057973-1
ISSN 0291-0489

Dépôt légal — 1re édition : 2009, r
© Presses Universitaires de Fran
6, avenue Reille, 75014 P

Liste des auteurs[1]

Dominique LECOURT, professeur de philosophie à l'Université de Paris VII - Denis Diderot, directeur du Centre Georges-Canguilhem.

Didier SICARD, professeur de médecine à l'Université René-Descartes - Paris V, président du Comité consultatif national d'éthique.

Alain-Charles MASQUELET, professeur de médecine à l'Université de Paris XIII, chef du service orthopédie et traumatologie, CHU d'Avicenne.

Huguette LE FOYER DE COSTIL, avocat général honoraire à la Cour de cassation.

Guy VALLANCIEN, professeur de médecine à l'Université René-Descartes - Paris V, chef du service d'urologie et de néphrologie de l'Institut mutualiste Montsouris, président de l'École européenne de chirurgie.

Monique DAVID-MÉNARD, psychanalyste, directrice du Centre d'études du vivant, Université de Paris VII - Denis Diderot.

Daniel WIDLÖCHER, professeur de psychiatrie à l'Université Pierre-et-Marie-Curie - Paris VI, ancien chef du service de psychiatrie adulte à l'hôpital de la Salpêtrière.

1. Cités dans l'ordre des textes.

Bernard CHARPENTIER, chef du service de néphrologie du CHU de Bicêtre, directeur de l'unité INSERM U542 « Greffes d'épithéliums et régulation de l'activité lymphocytaire », doyen honoraire de la Faculté de médecine Paris-Sud, ancien président de la Conférence nationale des doyens des facultés de médecine.

Jean-François BRAUNSTEIN, professeur de philosophie à l'Université Panthéon-Sorbonne - Paris I et chercheur à l'Institut d'histoire et de philosophie des sciences et des techniques.

Avant-propos

Dominique Lecourt

Le Centre Georges-Canguilhem a été créé en 2002 à l'Université de Paris VII - Denis-Diderot dans le cadre de l'Institut de la pensée contemporaine qui est une fédération de centres qui comprend le Centre d'études du vivant, le Centre Roland-Barthes et le Centre Marcel-Granet.

Ce centre de recherche, lié par ailleurs à un Département d'histoire et de philosophie des sciences ainsi qu'à une École doctorale, organise des séminaires de réflexion sur le devenir des sciences contemporaines dans la tradition française qui unit histoire et philosophie des sciences sans oublier leurs dimensions éthique, juridique et politique.

Comme Georges Canguilhem en son temps, il porte une attention toute particulière aux sciences du vivant et à la médecine. Colloques, conférences et journées scientifiques donnent accès aux résultats de ses travaux à un public large d'étudiants, d'enseignants et de professionnels de la santé.

Son site : http://www.centrecanguilhem.net.

Introduction

La clinique se présente d'emblée comme une activité qui s'exerce auprès du malade alité (*klinein,* en grec) en réponse à l'appel de ce dernier ou de son entourage. C'est là que commence le processus qui du diagnostic va vers le pronostic et aboutit à la thérapeutique.

L'image traditionnelle – et la réalité – de la pratique médicale a subi depuis le XIXe siècle un bouleversement qui semble éloigner de plus en plus le médecin du lit du malade. Ce bouleversement affecte au premier chef le diagnostic qui fait appel à des analyses biologiques et des examens radiologiques. La part qui revient à l'interrogatoire du patient se trouve réduite ; celle de l'histoire de ses troubles rétrécit. Quant à l'examen physique le plus complet possible du malade, il ne se pratique plus guère...

Il convient au demeurant de distinguer du point de vue de cette évolution la médecine de ville et la médecine hospitalière. Dans la première, la proximité du médecin au patient demeure, malgré l'affaiblissement de l'enseignement clinique dispensé aux étudiants en médecine ; dans la seconde, on assiste à un alourdissement croissant de l'écran technologique qui s'interpose entre le patient et le médecin.

Dans la tradition canguilhemienne, nous nous interrogerons sur les motifs et le sens de ce bouleversement.

Comment en tirer le meilleur et en conjurer le pire ? Pour ce qui est des motifs, ils sont certes d'ordre épistémologique : la médecine scientifique rêve d'éliminer la part d'incertitude qui affecte le recueil des observations et surtout la formulation des hypothèses au cours du diagnostic. La fortune actuelle de la médecine fondée sur les preuves *(evidence based medicine)* va dans ce sens. Les effets pratiques de son « objectivisme » nosologique méritent d'être interrogés : ils apparaissent aussi bien source de progrès que menace de déshumanisation. Toutefois, on peut estimer que cette menace pourrait être contrecarrée à l'avenir par un mouvement inverse, celui d'un retour à la personnalisation du fait des spécificités relationnelles liées aux caractéristiques génétiques. Les apports espérés de la pharmaco-génétique doivent être interrogés.

Mais il est aussi des motifs d'ordre économique : c'est tout un système qui s'est greffé sur la clinique, dont le poids financier est considérable. Il obère sans aucun doute les systèmes de sécurité sociale, mais il dynamise aussi tout un secteur industriel dont la rentabilité est indéniable. Qu'en penser ? Nous interrogerons sur ce point les économistes de la santé.

Il faudrait ajouter à ces motifs économiques un fait massif qui affecte la profession de médecin généraliste mais aussi celle du praticien hospitalier : le manque de temps à consacrer au dialogue avec le malade. L'ère du fameux « colloque singulier » paraît bien révolue. Mais qu'en est-il au juste ? Que faut-il attendre du transfert de compétences à des soignants non médecins ? Ce transfert en cours dans l'exécution d'actes techniques souvent standardisables représente-t-il une solution acceptable ?

À ces motifs, il faut sans doute ajouter ceux qui relèvent de la culture : religieux ou « éthiques », ils menacent l'exercice normal de la médecine en faisant peser par exemple le soupçon sur la palpation du corps perçue comme une atteinte à la pudeur, sinon à l'intégrité de la personne. Comme ce soupçon a pu avoir des prolongements pénaux parfois très discutables, il sera bon que nous fassions le point. Une solution « technique » se profile-t-elle, là encore, à l'horizon grâce à la simulation et à l'avènement du « patient robot » ?

C'est par cette situation que s'explique ce phénomène tout récent mais qui, dit-on, se répand à grande vitesse : le patient « informé » par Internet qui vient solliciter, voire exiger une ordonnance, se considérant comme un simple consommateur des médicaments qu'il s'autoprescrit par délégation. Les pouvoirs publics, ouvrant largement le champ à l'automédication pour des raisons économiques évidentes, ne favorisent-ils pas cette manière d' « autoclinique » qui ne va pas sans danger pour les patients ?

L'ensemble de ces phénomènes affectent tout particulièrement le secteur de la psychiatrie qui fera l'objet d'une attention particulière. Le recours aux psychotropes et au cadre nosologique fixé par le DSM-IV n'aboutit-il pas à abolir la dimension langagière irréductible de la clinique ? Nous aurons à écouter psychiatres et psychanalystes.

Il nous faudra, pour conclure, nous interroger sur le rôle de la clinique dans la recherche médicale. Par voie de conséquence, nous devrons nous interroger sur les questions éthiques que posent les essais cliniques – et spécialement dans les pays en développement.

Dominique Lecourt.

Le corps évité ?

Dominique Lecourt

C'est de la relation entre le médecin et le malade qu'il va être question dans notre séminaire. De cette relation qui, selon le mot de Georges Canguilhem, « n'a jamais encore réussi à être une relation simple d'ordre instrumental, capable d'être décrite de telle façon que la cause et l'effet, le geste thérapeutique et son résultat, soient liés l'un à l'autre, sur un même plan, sans intermédiaire étranger à cet espace d'intelligibilité » (« L'idée de nature dans la pensée et la pratique médicales », *Écrits sur la médecine,* p. 15).

Sentence ambiguë par discrète ironie, qui désigne un idéal (une réussite espérée) par une alliance de mots (une relation d'ordre instrumental) qui va à l'encontre de l'idée que nous pouvons nous faire d'une pratique clinique.

Michel Foucault, en 1963, publiait dans la collection « Galien », dirigée par Georges Canguilhem aux PUF, ce livre étrange et fascinant intitulé *Naissance de la clinique.* Avec, comme sous-titre : *Une archéologie du regard médical.* Il s'agit en fait de l'histoire indissociablement politique et épistémologique de l'irruption de l'anatomopathologie dans la clinique, au début du XIXe siècle. Chacun connaît les pages somptueuses que Foucault consacre au « mortalisme » (p. 147) de Bichat qui aurait fait pivoter le regard médical conjointement avec les réformes hospitalières amorcées durant la Révolution française.

Je rappelle les quelques lignes par lesquelles il entendait montrer que la *grande coupure* dans l'histoire de la médecine occidentale date précisément du moment où l'exercice clinique est devenu le regard anatomo-clinique :

« Sans doute était-ce une tâche bien difficile et paradoxale pour le regard médical que d'opérer une telle conversion. Une pente immémoriale aussi vieille que la peur des hommes tournait les yeux du médecin vers l'élimination de la maladie, vers la guérison, vers la *vie* : il ne pouvait s'agir que de la restaurer. La mort restant, dans le dos du médecin, la grande menace sombre où s'abolissaient son savoir et son habileté, elle était le risque non seulement de la vie et de la maladie, mais du savoir qui les interrogeait. Avec Bichat, le regard pivote sur lui-même et demande à la mort compte de la vie et de la maladie... »

Foucault cite Bichat : « Ouvrez quelques cadavres » : vous verrez aussitôt disparaître l' « obscurité que la seule observation n'avait pu dissiper ».

Au sortir du règne des grandes classifications nosographiques systématiques, l'anatomie pathologique prescrit à la clinique d'interroger le corps dans son épaisseur organique, de faire affleurer à la surface ce qui n'était donné qu'en couches profondes. De là les techniques, qu'on aurait jugées auparavant « artificieuses », de la percussion et de la palpation. Et, pour faire face à la pudeur des femmes (et au dégoût des médecins !), le stéthoscope de Laennec. L'objectif est bien de rendre visible l'invisible.

De cette clinique pouvons-nous, devons-nous, annoncer la mort ? Notre séminaire serait-il appelé à se présenter comme une méditation funèbre ? Il ne le semble pas, car les nouvelles techniques d'imagerie, les analyses biologiques dont nous allons discuter ne font que prolonger cet extraordinaire effort du médecin d'il y a deux siècles pour surmonter leur peur de la mort et rendre l'invisible visible. Moyennant quoi, comme le mentionnait aussi Foucault, on procédait à l'*individualisation* de la maladie. « Dans la perception anatomique, la maladie n'est jamais donnée qu'avec un certain "bougé" ; elle a, d'entrée de jeu, une latitude d'insertion, de cheminement, d'intensité, d'accélération qui dessine sa figure individuelle. » Bouleversement philosophique anti-aristotélicien : une science de l'individuel est possible ! Et même : en ce domaine, il n'y a de science que de l'individuel. Notons qu'au même moment l'étude des maladies au point de vue statistique quant à leur apparition, à leur contexte social, à leur évolution, se développait dans les hôpitaux autrichiens, anglais, français... en contribuant, au contraire, à *désindividualiser* la maladie. À suggérer qu'il ne saurait y avoir de science des maladies que statistique...

Ici se pose la question philosophique décisive : qu'est-ce qu'un corps vivant humain individuel ?

Permettez que je me réfère à nouveau à Georges Canguilhem dont toute l'œuvre, en un sens, tourne autour de cette question, et spécialement la conférence qu'il a faite à Strasbourg en 1988 qui en donne le traitement le plus abouti (« La santé : concept vulgaire et question philosophique », *Écrits sur la médecine,* p. 49 et s.).

Soulignant que la santé n'est pas un concept scientifique, mais une valeur, qu'il n'y a pas de « science de la santé », il rappelle que le vocabulaire du mécanisme est trompeur. « Pour une machine, l'état de marche n'est pas la santé, le dérèglement n'est pas une maladie. » Ce pourquoi, comme nous le disions à sa suite pour commencer, « la relation thérapeutique ne peut se réduire à une relation instrumentale ». C'est du corps humain en tant que tel qu'il s'agit.

Il ne s'agit pas, au demeurant, d'un « simple » corps vivant, cet « *existant* singulier dont la santé exprime la qualité des pouvoirs qui le constituent en tant qu'il doit vivre... en relation d'exposition à un environnement dont il n'a pas le choix ».

« Il s'agit des pouvoirs d'un *existant* ayant la capacité d'*évaluer* et de se représenter à lui-même ces pouvoirs, leur exercice et leurs limites. »

Ce corps est à la fois *un donné* et *un produit*. Il est un donné dans la mesure où il est déterminé par un patrimoine génétique qui peut peser lourdement sur sa « présence au monde ». Il est un produit dans la mesure où son mode de vie, choisi ou imposé, singularise ses capacités.

La santé du corps – en ce dernier sens –, c'est la capacité de dépassement de ses capacités initiales, l'audace de courir des risques. Canguilhem retrouve des formules de Nietzsche, dont il n'a cessé de méditer les leçons.

Qu'il y ait une dimension irréductiblement *subjective* dans un état que le discours médical croit pouvoir (devoir ?) décrire en « troisième personne » doit l'inscrire dans la relation à mon médecin, défini comme « celui qui accepte que je l'instruise sur ce que seul je suis fondé à lui dire – à savoir, ce que mon corps m'annonce à moi-même par des symptômes dont le sens ne m'est pas clair ». Le médecin est un exégète avant d'être un réparateur.

C'est ici le plus *grand danger* : que la médecine renonce à cette fonction d'*exégète,* c'est-à-dire d'abord à la *parole* – la sienne et celle du patient – pour ne considérer le corps humain que comme une « batterie d'organes ». C'est indéniablement une certaine pente de la modernité technocratique « au nom de » la science et de l'économie. Sur ce point, Didier Sicard, je le sais, a beaucoup à dire.

L'enjeu philosophique est considérable, ce qu'on peut mesurer en lisant les pages de Maurice Merleau-Ponty sur le corps propre comme expression et parole dans la *Phénoménologie de la perception* (1945), 1re partie, chapitre VI, mais aussi dans *Le visible et l'invisible* – ouvrage posthume – et dans son dernier cours au

Collège de France, en 1960, intitulé *Nature et logos : le corps humain.*

C'est en définitive la totalité de l'être humain comme réalité signifiante qui est alors ignorée ; le fait que « la parole est l'excès de notre *existence* sur l'*être* naturel », que le corps n'est pas un objet, qu'il n'est jamais fermé sur lui-même et qu'il n'y a guère d'autre moyen de connaître le corps humain que de le *vivre,* « c'est-à-dire de reprendre à mon compte, dit Merleau-Ponty, le drame qui le traverse ». L'*évitement* du corps en médecine « moderne » apparaît indissociable d'un *évidement* de la parole du patient comme du médecin.

Mais il n'y a là, me semble-t-il, aucune fatalité. Au contraire, images et documents comme la prescription de médicaments de plus en plus ciblés et personnalisés peuvent se révéler une extraordinaire occasion de renouveler, reformer et enrichir la fonction d'exégète du médecin, d'en assurer les bases et les résultats, d'en étendre la rationalité.

Cela suppose pour chacun, outre une conception du corps humain, de l'*existence* humaine avec laquelle il fait corps, de la maladie comme *drame* dans cette histoire, de la guérison comme *événement* dans la très complexe relation médecin-malade, que du *temps* soit libéré pour s'entretenir avec les patients – ce qui ne va pas sans conséquences économiques. Cela suppose aussi que l'*enseignement médical* dans nos facultés tienne compte de cet aspect philosophique – non scientifique – de la pratique à laquelle elles préparent.

À ce prix, il sera sans doute possible de réconcilier la « médecine des maladies » et la « médecine des malades », autour du corps humain en tant qu'être doué de parole et sujet d'une histoire. Ce qui ne va pas, il est vrai, sans quelques « désacralisations », mais au bénéfice d'un libre respect pour les individus considérés dans l'intégralité de leurs dimensions, c'est-à-dire de leurs potentialités à développer, à conforter ou à rétablir, autant que possible.

La fin de la parole

Didier Sicard

> « La parole comme excès de l'existence sur l'être. »
>
> Maurice Merleau-Ponty.

La parole du malade a souvent été jugée peu fiable par la médecine, au moins depuis l'avènement de la pratique anatomo-clinique. Elle est d'emblée discréditée par son incapacité à établir « une chaîne rationnelle de causalité » ; le tenterait-elle que celle-ci apparaît comme artificielle ou dénuée de sens. Ce n'est pas au malade d'établir cette chaîne, c'est au médecin de trouver le fil directeur. Qu'elle soit apparemment fantasque ou d'allure rationnelle, cette parole doit être d'emblée canalisée, encadrée, par ce qu'il est coutume d'appeler l' « interrogatoire ». « Répondez à mes questions ! Ne vous égarez pas ! » Tous les étudiants ont appris religieusement ces séquences de questions censées confirmer la vérité. Depuis quand ? Comment ? Où ? Et avant ?, etc. Gare à celui ou celle qui, apparemment indifférent à la question, poursuit son parcours imaginaire en lui greffant d'innombrables prothèses. La médecine n'aime pas, à juste titre, l'école buissonnière des symptômes. Cette parole demeurait cependant présente dans l'univers relationnel, résistant à la science médicale, même si le vocabulaire s'appauvrissait de plus en plus. J'ai été frappé par la richesse sémiologique, sur le plan linguistique, des symptômes exprimés dans les livres de médecine du XIXᵉ (clinique de Dieulafoy) et de la première moitié du XXᵉ siècle (Henri Mondor, *Les diagnostics urgents de l'abdomen,* 1928).

Étrangement dans les pays où la médecine scientifique est encore peu présente, cette richesse linguistique sémiologique est identique, comme s'il y avait un croisement opposé et peut-être nécessaire entre la médecine qui se fonde sur des éléments de preuve et la parole, les deux s'éloignant *de facto*. Les nuances « knockniennes » des symptômes s'effacent devant les instruments (ainsi, il y a plus de cent mots pour exprimer la douleur dans la langue lao). Or un mot qui n'est pas accueilli a vocation à ne plus s'exprimer. J'en ai fait l'expérience en remarquant dans un pays asiatique que le malade, interrogé dans sa langue par un étudiant de son pays et de sa culture, exprimait à celui-ci une richesse de symptômes mille fois plus grande que celle qu'il exprimait devant moi, tout problème linguistique mis à part. Le malade s'adaptait à mes questions médicales et censurait ses propres sensations, en tentant même de se conformer à mes questions pour me faire plaisir. Sa parole spontanée disparaissait. Pour être un bon malade, il lui fallait répondre à mes questions, plutôt qu'exprimer une spontanéité dont il percevait plus ou moins consciemment que la culture qui le portait n'était pas la mienne.

Cette autocensure, je l'ai vue se développer depuis les années 1980 dans mon pays. Le malade a perdu confiance dans ses propres mots dont il a d'ailleurs perdu l'usage. La médicalisation de la vie sociale a recouvert de sa chape linguistique restreinte l'expression même du symptôme. Le malade éprouve même une certaine surprise quand un médecin d'un autre âge, attentif, lui demande de préciser plus avant la nature du symptôme. À regret, il finit par formuler quelque nouvel adjectif qualitatif ou quantitatif, non sans jeter un regard un peu inquiet ou de commisération sur ce médecin qui s'attache à tant de détails qui lui paraissent pourtant insignifiants. Mais, s'il a de plus en plus de mal à parler de lui en termes « subjectifs », il en a de moins en moins à se revêtir de mots apparemment objectifs. « Céphalée », « gastro », « dorsalgie », « arthrose », « douleurs intercostales », « canal carpien même » ou « fibromyalgie » pour être plus moderne, qui lui donnent l'impression d'accéder à une objectivité, permettant de rééquilibrer l'asymétrie radicale de cette relation soignant-soigné. Il lui arrive même de substituer aux mots de ses symptômes les mots de ses examens : « mon écho » a remplacé mon foie, « ma coronaro » ou « mon électro » mon cœur, « ma mammo » mon sein, « mon IRM » ou « mon scanner » mon cerveau, « ma colo » mon intestin, « mon psa » ma prostate, « mes cd4 » mon infection virale, « mon epstein barr » ma fatigue, etc. La parole se transfère sur des examens, preuve objective de l'instrumentalisation de la parole, que le malade s'approprie dans tous les sens du terme (physiquement par les valises d'examens que chaque malade transporte désormais lors de toute consultation, au moins hospitalière : « Je suis là. » Sa parole se réduit à une demande d'expertise sur pièces, et mentalement en faisant l'impasse sur le cheminement qui a pu conduire à ces examens. « Depuis quand avez-vous mal à la tête ? » « Le scanner de l'année dernière était normal », répond le malade. La question doit désormais être, non pas : « Depuis quand avez-vous mal ? » Mais : « Quelle est la date de votre dernier scanner ? » Cette parole que je pourrais nommer « ventriloque », car les examens parlent pour le malade, lui confisquant sa parole, met le médecin mal à l'aise, comme si, à force d'empiéter sur son domaine médical, le malade avait fini par perdre toute vérité. Cette spontanéité réémerge cependant de temps à autre avec l'appropriation inquiète de mots que la médecine lance avec une certaine désinvolture : « bec de perroquet » qui vous pique la colonne, « épine calcanéenne » (peut-on marcher avec une épine sous le pied ?), « atrophie cérébrale » qui n'est pas un concept très rassurant, « kyste biliaire » ou « kyste rénal » qui n'en finissent pas de pourrir l'existence de cette personne atteinte de flatulences ou de lombalgie, « arthrose cervicale » qui explique les vertiges de cette personne angoissée, « indice fracturaire » qui paralyse l'envie de marcher ou les mots acronymiques étranges : poems syndrome, Kawazaki, Hashimoto, Creutzfeldt-Jakob qui sonnent de façon plus inquiétante que Gilles de la Tourette, etc. Bref, un recouvrement par la médecine de la sensation ressentie : *le « dit » par la médecine remplace le « su » du corps.* Le comble étant la situation de grossesse.

Peu à peu, malade et médecin se rejoignent ou plutôt ne se rejoignent pas mais convergent vers le seul point fixe qu'est l'image. Celle-ci devient le substitut emblématique de la parole. Les bribes de parole qui restent s'inquiètent en attendant la preuve de leur innocence ou de leur culpabilité, métaphore pour santé et maladie. La parole du médecin s'inquiète de sa réception en percevant le drame à venir porté par cette image ou la difficulté à faire entendre que celle-ci n'a aucune importance réellement pathogène. Internet a amplifié cette évolution. Dès qu'un symptôme apparaît, le « Dr Google », toujours présent, disponible, présente le menu des diverses éventualités. Le pire est toujours à venir. « J'ai mal à la tête depuis deux ou trois jours : vite, un scanner. » « Ne perdons pas de temps à parler du siège de la douleur ou de ses conditions d'apparition, je veux savoir tout de suite ! » « Je suis constipé, j'ai le ventre gonflé, puis un peu de diarrhée, soyons concret et "réaliste", foin des bavardages inopérants ; vite : une coloscopie. » La parole remplacée par le scanner ou l'endoscopie. D'ailleurs je suis parfaitement informé et je sais qu'il faut en faire une. Mieux vaut ne pas trop parler, car si je parle je prends le risque que le médecin peut-être ne me prescrira plus *mes* examens ! Mal au ventre : une écho, mal au dos : vite une IRM, comme cela on y verra plus clair, vous me parlerez après... dit le médecin. Le discours collectif et l'abondance d'informations disponibles poussent à la « précaution ». L'ensemble de la société se comporte comme l'étudiant en médecine, confronté au début de ses études à la multitude des possibilités de maladies et qui s'inquiète soudain d'une douleur de la dernière côte à gauche qui pourrait être un lymphome ! Ainsi, peu à peu, non seulement la parole disparaît remplacée par une sorte de *ventriloquie,* mais elle est de moins en moins valorisée, voire confisquée. Je ne connais pas de cotation par la T2A qui la concerne. La parole n'a pas de trace.

Ainsi, peu à peu, malade et médecin se sont alliés pour ne confier à la parole que « le charme des poètes disparus ». De la parole qui n'a pas lieu, de cette façon qu'elle aurait été de recevoir l'être de l'autre sans captation par le plus savant, ne nous reste plus en somme que le fantôme. Plus de promesse d'une rencontre, plus de rapport de présence à présence, plus d'échange vrai, plus de silence plein, de rire, d'observation, de curiosité réciproque – bref, de reconnaissance mutuelle. Le paradoxe absolu réside dans la réduction de la place de la parole (réduction dans les deux sens du terme : limite et diminution) à ce que la médecine ne peut résoudre, comme s'il n'y avait plus place pour celle-ci que dans l'espace devenu étranger, inaccessible à la médecine, ou au moins espace pour lequel la médecine n'a pas de réponse satisfaisante. Les médecines alternatives l'ont bien compris quand elles s'engouffrent dans cette béance qui leur est offerte, mais ce serait une autre histoire...

Comment en sommes-nous arrivés là ? À ce point de rupture où la médecine s'autorise à ne parler que d'elle (avec une régression parfois moliéresque) et pas du sujet malade, malgré toutes les protestations plus ou moins « humanistes » sans cesse à l'œuvre ? Comment le jeune externe interrogé après son « interrogatoire » de la personne malade qu'il vient de voir, est-il le plus souvent incapable de dire son métier, sa situation familiale, le ressenti de son inquiétude sur sa maladie – bref, ce qu'elle est et ce qu'elle éprouve ? Ses « antécédents » se limitent aux sempiternelles questions sur les animaux domestiques présents chez lui (on sait tout sur les perruches et rien sur le conjoint) et aux éventuels voyages plus ou moins exotiques (on sait tout sur le trekking au Sahara et rien des difficultés des trajets quotidiens). Que l'enfant vive dans un taudis l'exposant à l'intoxication saturnine, que la personne âgée soit abandonnée de tous et en particulier de ses enfants, que ce quadragénaire soit en cours de licenciement pour cause d'addiction alcoolique, n'a pas d'existence. Sa biographie se résume à une série de « oui/non » signifiants pour le seul médecin. Peut-être la nécessité d'une numérisation désormais obligatoire des réponses participe-t-elle à cette régression qualitative et quantitative.

Tous les comptes rendus des hospitalisations aux urgences se ressemblent comme les comptes rendus automatisés radiologiques et histologiques, dans leur indifférence froide. Régression à laquelle le malade s'adapte plus facilement qu'on ne le croit. *Il répond mais n'est plus invité à parler*. L'ordinateur présent dans les lieux de consultation, en particulier aux urgences, est emblématique en faisant converger vers lui les deux sujets médecin et malade, qui s'adaptent à sa seule demande. Les mots de l'ordinateur remplacent la parole. Ce qui est accepté par l'ordinateur devient le seul lien d'échange ; ce qui est refusé par lui ou considéré hors jeu se dissout. Au nom d'une sorte de dictature rationaliste liée à ce passage obligé par la numérisation, seuls n'émergeront que les éléments signifiants pour engager ou non rapidement des examens complémentaires. Peu à peu, l'examen complémentaire dicte sa conduite, *c'est l'écho qui parle dans un étrange renversement* ; l'outil a pris la commande, le médecin est à son service. Il faut que la machine tourne et la médecine doit la nourrir. La parole qui dérange, qui exprime l'universel de toute singularité s'abolit dans son double renoncement. Celui du médecin ne veut pas être distrait par ce qu'il juge de non essentiel, celui du malade qui est conscient de son impuissance à dire, comme cet Asiatique qui renonçait à me parler de lui, parce qu'il savait intuitivement que ma culture était incapable d'entendre réellement la sienne. Une dernière constatation est inquiétante dans la mesure où les progrès de l'imagerie fonctionnelle risquent de contribuer à dévaloriser la parole, la rendre suspecte, comme ces nouveaux détecteurs de mensonges. « Although people lie, brain waves don't. »

Cette disparition de la parole s'accompagne ou est en rapport avec la *relégation du corps*. C'est même devenu un lieu commun de dire que le corps est devenu de plus en plus étranger à la médecine ; il est devenu désormais transparent, il n'a plus besoin d'offrir son opacité qui fait écran d'un autre âge ; un peu comme ces blocs de jade qu'un œil exercé savait choisir pour la perfection de leur eau et qu'une sophistication d'images échographiques ou scannographiques résout apparemment en quelques secondes tout en méconnaissant la singularité de l'excellence. Une parole est en effet incarnée ; son rythme, sa chaleur, son ton sont émis par un corps dont la vulnérabilité même exprime une vérité incomparable. Mon maître, Fred Siguier, me disait souvent : « Écoutez le malade, il vous donne, vous offre généreusement le diagnostic » ; cette offrande est de plus en plus rare, d'autant plus que l'inquiétude du médecin est de passer à côté du diagnostic par absence d'examens complémentaires plutôt que par absence d'écoute. Le paradoxe est que la plainte se fonde à peu près toujours sur l'absence d'écoute, rarement sur l'absence d'examens complémentaires.

Arrêtons cependant de tenir un discours nostalgique sur une clinique triomphante, dépositaire d'une vérité éternelle, fruit d'une époque bénie mais révolue. Il y avait de la violence dans cet affrontement du corps dévoilé à la vue de tous, de cette intimité sans cesse violée au nom de l'exigence médicale. Il nous faut inventer une clinique nouvelle, celle du respect de la personne dans cette approche attentive. De la même façon, cette approche doit être renouvelée, non pas tellement pour faire un diagnostic mais pour ne pas méconnaître une évidence clinique qui serait impardonnable ; restituer l'unité de ce corps par un examen clinique doit devenir son objectif ; l'écoute de la parole doit tenter de saisir cette singularité toujours présente. *Il ne s'agit pas d'une question de temps* (bien souvent un alibi) mais *de façon d'être* disponible, pour permettre l'échange. Savoir laisser venir, s'intéresser aux lapsus, ne pas s'arrêter aux seuls signifiants, se laisser entamer, attendre la parole de seconde ligne, qui peut révéler l' « arrière-pays ». Le malade est toujours le premier, le seul, l'unique. Il ne s'inscrit pas dans une théorie sans fin.

L'étrange contemporain réside dans l'appropriation de la parole par la médecine qui succombe au concept d'*information,* cet ersatz de parole selon Masquelet. Il lui faut tout dire et s'inquiéter de ne pas livrer en vrac toute la vérité. Il est bien connu que le malade est d'ailleurs interrompu dans son discours avant la deuxième minute. Même si l'on sait, depuis toujours, qu'un sujet malade n'entend pas ce qu'on lui dit ou seulement une fraction, d'où le malentendu permanent : « Je lui ai pourtant tout expliqué et il dit qu'il ne savait rien. » En effet, *l'information est souvent une négation de la parole,* il y a contradiction potentielle entre une parole et une information. Les plaintes en justice sont toujours liées à l'absence d'écoute, pas au silence du médecin ; ce silence permet souvent, pour le médecin, d'accueillir une parole, même si celle-ci excède parfois l'entendement. Savoir retrouver une parole qui restaure la confiance et le lien, apprendre aux étudiants l'acceptation de l'irrationalité apparente d'un discours, se méfier de la parole tueuse du médecin (« je crains qu'il ne meure ou qu'il ne reste idiot ! ») devraient être les enjeux du futur. Réinventer la parole, l'accueillir – plus même, la restaurer – ne sont peut-être pas des utopies. Ce qui ne signifie pas, bien sûr, toujours croire le malade pas plus que cela signifie se taire, cacher, mentir ; c'est tout le contraire. Écouter pour répondre plutôt qu'interroger. Informer c'est paradoxalement, avant tout, écouter.

Le paradoxe absolu de la fin de la parole, c'est le retour sous couvert de science à une médecine *autiste* qui se croit pourtant investie d'évidence rationnelle et bienfaisante. Peut-être un jour l'Université retendra-t-elle l'oreille à cette autre évidence, une parole comme source de l'art médical !

Peut-être la mise à distance de la parole a-t-elle à voir avec la mise à distance du corps. Notre culture du téléphone portable et de l'image permet-elle une désincarnation rassurante ? Ne pas rencontrer l'autre dans le dialogue singulier fait l'économie de la rencontre « éthique ». Faire l'économie de parler de soi ou de montrer son corps permet de transférer sur l'extériorité sans dommage apparent son intériorité.

Donner des informations est parfois une façon de nier la parole et de l'empêcher d'advenir. Échanger des informations n'est pas nécessairement communiquer. Informer ne veut pas dire rencontrer. Écouter, oui.

Mutation de la clinique ou la révolution des sens

Alain-Charles Masquelet

Le titre de mon intervention révèle clairement le thème que je vais développer : j'affirme sans ambiguïté que la mort de la clinique n'est pas à l'ordre du jour ; en revanche, la clinique subit une mutation qui s'accomplit à travers une révolution des sens, révolution dont la signification est à prendre aussi bien comme rupture que comme retour à un état originel ou tenu pour tel.

La première question qui vient à l'esprit est de définir la clinique. La polysémie du terme est telle qu'il est sans doute plus aisé d'en saisir les problématiques qui en font aussi la fécondité. À ce titre, la clinique est d'abord un lieu de tensions qu'on n'en finit pas de dénombrer :

— entre un art comme *techné* et une revendication de scientificité ;
— entre un corpus de connaissances universelles et une approche du singulier ;
— entre le soin et l'expérimentation individuelle ou collective ;
— entre deux conceptions de la maladie, l'une ontologique, l'autre physiologique ;
— enfin, entre le malade et le médecin.

Définir la clinique comme lieu de tensions ne nous dit rien de sa pratique et de sa mise en œuvre effective.

L'étymologie nous apprend que la clinique est une activité qui s'exerce au chevet du malade alité. Elle est l'ensemble des informations qu'un médecin peut recueillir à l'aide de ses cinq sens. La condition de malade alité n'est là que pour rappeler que la clinique est d'abord la rencontre de deux présences, celle d'un malade et celle d'un médecin qui s'est déplacé. La clinique est une activité totale, une réponse à un appel qui est la source et la vocation de la médecine.

La clinique ne saurait donc se réduire à l'examen clinique car elle est inséparable de la thérapeutique. Elle n'est pas non plus soluble dans la méthode anatomo-clinique qui a consacré son avènement en tant que science : insistons d'emblée sur le fait que la scientificité de la clinique ne dérive pas de l'utilisation d'examens sophistiqués mais qu'elle procède de la rigueur des observations, de l'interprétation des résultats et de l'exercice du raisonnement. Dans cet esprit, la clinique, en tant que processus, ne peut disparaître. En revanche, ses méthodes et sa mise en application ont pu subir des fluctuations. Pour s'en convaincre, il n'est que d'examiner, à grands traits, l'évolution de la sensorialité du médecin afin de repérer dans l'histoire quelques lignes de rupture. Les cinq sens par lesquels nous appréhendons le monde sont aussi ceux par lesquels le médecin appréhende la maladie et le malade, soit : l'ouïe, le toucher, la vue, l'odorat et le goût. Ce sont les facultés humaines de percevoir les impressions de l'extérieur que Charron, au XVIe siècle, appelait « les sens de la nature ».

Je m'autorise donc de vous proposer un parcours en trois tableaux successifs où il sera beaucoup question de substitution et de renversement. Ces trois tableaux qui dessinent le plan de l'exposé comme autant de chapitres sont les suivants :

1 / L'empire des sens.
2 / Les sens en déroute ou la tyrannie de l'image.
3 / La clinique en quête de sens.

1. L'EMPIRE DES SENS

Suivant les époques, la sensorialité médicale a été diversement sollicitée dans son approche du malade. L'observation, entendue comme examen attentif, reste le socle sur lequel repose de façon intemporelle toute clinique. L'observation est première, elle procède originellement du sens de la vue, elle est antérieure à tout discours. Elle fonde la médecine dans la tradition hippocratique d'une description minutieuse de tous les symptômes mais également d'une vision embrassant des lieux de vie qui influencent le déclenchement des troubles ou, au contraire, le maintien de l'équilibre. Hippocrate établit une conception préphysiologique de la maladie. La sollicitation de tous les sens transparaît dans les « Conseils pour l'examen du malade » tirés de l'Officine du médecin : « Rechercher ce qui peut se voir, se toucher, s'entendre, ce qu'on peut percevoir en regardant, en touchant, en écoutant, en flairant, en goûtant et en appliquant l'intelligence. » Intelligence soulignée par Galien comme étant le 6e sens et qui ultérieurement obscurcira, pour un temps, les données des sens de la nature.

Hippocrate construit le fait médical en opérant la distinction entre voir et regarder. Mais le regard hippocratique, faute d'une exploration de l'intérieur, glisse sur l'opacité des corps. L'accès à l'intérieur qui permettra d'inscrire la maladie en dehors des corps est ouvert en toute splendeur par Vésale, personnage emblématique d'une longue lignée d'investigateurs. Le scalpel vésalien opère la diérèse définitive de l'homme en correspondance étroite avec le Cosmos et invente le corps en tant qu'objet d'étude pour un sujet qui trouvera sa formulation philosophique avec Descartes. Ce dernier, qui érige la santé en bien suprême, comme résistance à la maladie et à la mort, fonde le projet d'une médecine technoscientifique en réduisant le corps à une étendue – en l'occurrence, une machine maîtrisable et réparable.

Au-delà des systèmes d'explication du fonctionnement de l'organisme qui foisonneront au XVIIe siècle, la béance des corps autorise au cours du XVIIIe la découverte des lésions par l'inspection systématique des décès douteux. Et c'est d'un croisement de regards, le regard clinique et le regard anatomo-pathologique, que la méthode anatomo-clinique se construit ; elle présuppose un lien causal entre les manifestations cliniques et les changements structurels des organes. Bichat et surtout Laennec sont les principaux artisans de cette révolution du diagnostic médical qui substitue la reconnaissance des lésions par l'interprétation des signes, à l'isolement d'un ensemble de symptômes. La conception ontologique de la maladie prend alors son essor. Le passage de la corrélation *post mortem* entre troubles et lésions anatomiques à l'examen des signes sur le malade vivant consacre l'avènement de la clinique si finement instruite par Michel Foucault. Puisque, désormais, la lésion est l'essence même de la maladie, il faut déceler la lésion par l'interprétation des signes fournis par l'examen clinique. La sensorialité du médecin répond dès lors à de nouvelles sollicitations. Après l'objectivation du corps par Vésale, l'objectivation de la maladie est à l'ordre du jour. Il importe encore et toujours de voir davantage, pour acquérir une vision, une représentation mentale de la lésion. L'usage des sens subit une inflexion : si la maladie existe désormais en elle-même, l'intérêt du regard panoramique d'Hippocrate perd de son importance. Le regard de surface porté sur le malade n'a d'utilité que s'il traduit le trouble anatomique intérieur. L'appel du malade lui-même doit être soigneusement encadré en éliminant impitoyablement le ressenti, le vécu et le subjectif de la maladie qui brouillent l'objectivation. Le discours médical à l'adresse du malade se limite à l'injonction d'un récit bref de l'histoire de la maladie et à un interrogatoire dont le sens échappe bien souvent à l'entendement profane.

Peut-on réellement mesurer ce que signifie le terme d' « interrogatoire » quand il s'agit, pour un individu, de répondre à une sollicitation imposée sans possibilité réelle de s'exprimer ? Tout au long du XIXe siècle et de la première moitié du XXe siècle, le sens de l'observation sera érigé en art suprême du diagnostic, assurant la renommée du praticien par la promptitude et la justesse de son coup d'œil. Un exemple caricatural et instructif est fourni par Conan Doyle qui, dans ses *Mémoires,* rapporte une anecdote témoignant des facultés d'observation et de la puissance de raisonnement de son maître Joseph Bell, frère du célèbre Charles Bell, pionnier de la neurologie :

« Lors d'une consultation, il s'adressa à un malade vêtu en civil :

— Eh bien, mon ami, je vois que vous étiez dans l'armée.
— Oui, monsieur.
— Il y a peu de temps.
— Oui, monsieur.
— Sous-officier, au moins !
— Oui, monsieur.
— En garnison aux Barbades...
— Oui, monsieur.
— Vous voyez, messieurs, dit Bell en se tournant vers nous : cet homme connaît les usages mais il ne s'est pas découvert ; c'est une habitude toute militaire, mais s'il avait quitté l'armée depuis longtemps il aurait repris les habitudes de la vie civile. Il a un air d'autorité et il est visiblement Écossais. Quant aux Barbades, cet homme est atteint de pachydermie, et c'est une affection qu'on observe aux Antilles. »

Remarquable flair du clinicien qui procède non par déduction mais par une cascade abductive dont le bien-fondé ne repose que dans la réponse d'un malade soumis d'avance à l'autorité médicale.

Par l'usage de la méthode anatomo-clinique certains sens du médecin vont s'émousser : l'odorat, le goût, déjà raillés en leur temps par Rabelais et Molière. Si la mire des urines fournit encore de nos jours des indices parfois précieux, leur saveur, pilier de l'uromancie du Moyen Âge, est abandonnée. En revanche, le palper, le toucher, le tact gagnent en importance ; le médecin a recours en particulier à la palpation, forme spécifique et orientée du toucher, organe propre à l'homme selon Kant, « le seul sens de la perception externe immédiate... et celui qui enseigne avec le plus de certitude tout en étant le plus grossier » *(Critique du jugement)*.

À travers l'enveloppe opaque des corps, il s'agit, par un patient travail d'exploration en surface, de « faire affleurer ce qui gît, invisible, en profondeur », selon l'admirable formule de Foucault[1] ; il s'agit d'avoir accès à une intériorité. La main clinique expérimente, elle ne saisit rien, elle ne manie rien ; elle tente précisément de parvenir à ce qui est au-delà du toucher, non pas à l'intouchable qui lui est défendu mais à l'intangible. Dans le silence de la communion opérée par le geste du toucher clinique, s'établit une coïncidence entre le signe et le symptôme. C'est peu de dire que le toucher clinique, dans sa dimension de sollicitude, tisse un lien charnel, fusionnel même et rassure le patient qui participe à son examen en guidant la main qui le palpe. Le « moment magique du toucher », ainsi que l'a rappelé Georges David. Moment magique qui se préparait longuement...

Au XIXe siècle, l'ouïe est l'autre sens nouvellement sollicité. Elle peut être combinée au toucher comme dans la percussion ou employée isolément dans le silence total comme dans l'auscultation médiate popularisée par Laennec et dont François Dagognet a montré qu'elle constituait un renouvellement épistémologique dans la mesure où le médecin pouvait faire advenir le signe en l'absence même de tout symptôme. Et, déjà, on peut voir dans l'invention du stéthoscope une mise à distance du malade qui ne va cesser de s'amplifier jusqu'à nos

---

1. M. Foucault, *Naissance de la clinique,* Paris, PUF, « Quadrige », 1988.

jours, par la multiplication des examens physiques destinés à débusquer et à identifier la lésion. Certains procédés sont utilisés au lit du patient et méritent de figurer dans l'arsenal de l'investigation clinique, puisqu'ils sont l'amplification d'un organe des sens. Tout ce qui peut être donné pour mieux voir ou mieux entendre : ophtalmoscope, laryngoscope, spéculum, rectoscope, sondes multiples, permet d'accéder aux cavités naturelles et d'inspecter les organes invisibles au regard extérieur. Le désir frénétique et exclusif de voir augure d'une perte de sens – désir obscène au sens étymologique du terme.

2. LA DÉROUTE DES SENS OU LA TYRANNIE DE L'IMAGE

Une nouvelle et cruciale étape est annoncée avec l'invention de la radiologie en 1895 et culmine en toute splendeur, moins d'un siècle plus tard, avec l'avènement de l'imagerie moderne qui permet de voir les organes d'une façon anatomique. Plus qu'anatomique : par le procédé de reconstruction en trois dimensions qu'autorise l'ordinateur, les organes sont littéralement extraits hors du corps. Nouvelle sollicitation des sens. Le corps est spectacle, décomposé à l'infini, et tout est image. Et puisque désormais on voit à travers l'enveloppe du corps, à quoi bon s'attacher à recueillir toutes les données de l'examen clinique comme il était impératif de le faire, il y a seulement trente ans, époque à laquelle la radiologie n'intervenait encore qu'au titre d'examen complémentaire pour confirmer une hypothèse clinique au terme d'une construction mentale laborieusement acquise par l'entraînement et le compagnonnage.

À titre d'exemple, quel chirurgien peut actuellement se targuer de rechercher tous les signes cliniques d'une lésion méniscale ou d'une rupture d'un ligament du genou alors que l'IRM lui offre une vision directe ? Le toucher si précieux de la main, dans le culte duquel nombre de médecins toujours en activité ont été formés, est remis en question par l'essor de l'imagerie. Celle-ci livre l'intérieur des corps au travers d'une enveloppe devenue transparente et qui n'offre plus aucune résistance. Au toucher singulier et intime, extraordinaire rencontre d'une main qui palpe et d'un corps souffrant, s'est substituée une vision panoramique du corps. J'insiste sur le mot « vision » qui signifie « représentation » et implique une interprétation de ce qui est directement offert à la vue. On oublie trop souvent, en effet, que ce n'est pas l'organe que l'on voit mais l'image de l'organe, et que l'interprétation de l'image requiert une éducation qui tient lieu, à présent, d'apprentissage clinique. L'image a ceci de particulier qu'elle s'offre à tous. Elle est *a priori* un gage d'une plus grande objectivité, tandis que l'examen clinique traditionnel, lui, est du domaine de l'expérience, du savoir-faire, donc du subjectif, lié à celui qui est dépositaire d'un savoir particulier donc suspect.

Nous sommes passés du statut de toucheur à celui de voyeur. Cette fascination pour l'image qui déborde largement le cadre de la médecine n'est-elle pas à mettre sur le compte de ce que Freud appelait la pulsion scopique qui trouve son achèvement en médecine et qui, associée à la pulsion de maîtrise, nourrit notre épistémophilie, *i.e.* ce qui nous pousse à en savoir toujours plus et à maîtriser toujours davantage ? Sans volonté affichée mais sans résistance non plus, nous avons imposé aux malades la toute-puissance du scopein...

Dans « L'inquiétante étrangeté »[1], Freud analyse un conte d'Hoffmann, « L'homme au sable », dans lequel un jeune étudiant se procure une lorgnette pour mieux observer de sa fenêtre une jeune fille, Olympia, dont il est tombé éperdument amoureux. Certes l'instrument amplifie les capacités de l'organe de la vue, mais en

---

1. S. Freud, *Essais de psychanalyse appliquée,* Paris, Gallimard, 1983.

même temps trompe le jeune homme qui ignore que la jeune fille n'est qu'une poupée artificielle. Ce conte nous rappelle que les machines à produire des images n'engendrent que des doubles fictifs.

De nombreux indices semblent donc annoncer la disparition de la clinique. La révolution du XIXe siècle avait mis le malade à l'écart pour se consacrer à l'objectivation du corps malade. Désormais les techniques d'imagerie statiques ou dynamiques mettent le corps du malade à l'écart en objectivant les organes ou des fonctions. On peut avancer l'idée d'une monosensorialité actuelle du médecin : goût, odorat, toucher, ouïe sont relégués au profit de la toute-puissance du regard.

Que nous reste-t-il après cette déroute des sens ? Un noyau dur que nous a légué la méthode anatomo-clinique, entièrement centrée sur le diagnostic : le raisonnement clinique. Contrairement à ce qu'on est tenté de penser, le praticien ne progresse pas dans sa démarche logique par des algorithmes qui seraient scandés par les résultats des investigations paracliniques. L'expérience, confirmée par une très intéressante enquête publiée en 1975[1], montre que, chez le clinicien chevronné, l'hypothèse diagnostique la plus plausible est formulée dans la majorité des cas dès l'interrogatoire, avant même l'examen physique et la prise en compte des bilans complémentaires. On comprend alors la tentation, présente chez de nombreux spécialistes expérimentés, de passer directement de l'interrogatoire à l'imagerie lorsque celle-ci est immédiatement disponible comme c'est souvent le cas en consultation. Parvenu à ce stade, peut-on tenir pour définitivement acquis le retrait de la clinique ?

La clinique se meurt si l'on en juge par la formation des étudiants en médecine et par l'instauration de cette

---

1. J. P. Hampton *et al.*, « Relative Contribution of History-talking, Physical Examination and Laboratory Investigations to Diagnosis and Management of Medical out Patients », *British Medical Journal*, 31 May 1975, p. 486-489.

posture étrange qui maintient l'interrogatoire traditionnel, élude l'examen physique, jugé obsolète, et substitue, au croisement des regards, la convergence de deux regards vers l'image. Cependant, avec les plus récents développements techniques, nous restons dans la logique anatomo-clinique du XIXe siècle qui repose sur une conception ontologique de la maladie qu'on retrouve dans un registre différent avec l'identification d'un germe pathogène, d'un gène ou d'un groupe de gènes responsables d'une maladie particulière.

D'où peut provenir ce qui pourrait s'interpréter comme une tentative de refondation de la clinique ? J'évoquerai brièvement trois pistes de réflexion.

La première est la nécessité de ré-interroger les présupposés scientifiques de la médecine moderne : au début du XIXe siècle, la naissance de la clinique est contemporaine d'une vaste entreprise qui vise à faire de la médecine une science conjecturale, sous l'influence de Laplace et du mouvement des Idéologues auquel appartient le philosophe et médecin Cabanis. Or le modèle de la science de l'époque est la physique newtonienne dont le cadre théorique implique le caractère absolu du temps et de l'espace, la réversibilité des phénomènes et la neutralité de l'observateur.

Et je pose la question : ne sommes-nous pas encore, à l'heure actuelle, en médecine, sous l'emprise de ce mode de pensée, qui prend pour modèle la physique de Newton, lorsque nous affirmons, implicitement, que la guérison est un retour à l'état antérieur à la maladie ?

Dans le même ordre d'idées, ne faut-il pas voir un lien entre la construction de la prétention scientifique de la médecine et la perte de la parole (dont parlait Didier Sicard) ? Le questionnement scientifique de la nature se fait par des dispositifs expérimentaux, alors que l'invocation par la parole relève du mythe ou de la poésie. Il en sera de même pour le malade, objet d'étude et non plus sujet. Le caractère scientifique, conféré à la médecine, a été payé au prix de la perte de la parole et cela n'est pas récent.

Si l'on s'en tient au modèle des sciences physiques, alors il serait intéressant de confronter le processus de guérison avec le 2e principe de la thermodynamique qui pose l'irréversibilité des phénomènes (la guérison n'est jamais le retour à un état antérieur) ou avec la relativité, sans parler de l'univers quantique où l'observation induit une modification des phénomènes.

La deuxième piste est de réexaminer le statut de la technique, comprise comme l'ensemble des procédés d'investigation du corps, en s'interdisant de considérer celle-ci comme le fossoyeur de la clinique ou de la contenir dans un rôle complémentaire, *i.e.* secondaire. La technique a transformé l'examen clinique en supprimant des pans entiers de la sémiologie. Ainsi, la succession décrite par Hippocrate, réinvestie au XIXe siècle, est définitivement oubliée en raison de l'apparition de la radiologie. La technique joue un rôle essentiel dans l'approche diagnostique au point qu'elle permet, à l'heure actuelle, d'expliquer certains symptômes, de circonscrire de nouvelles entités nosologiques et, en retour, d'enrichir la clinique des signes. J'affirme donc l'interaction dialectique entre clinique et technique d'investigation, au point parfois de faire de l'examen clinique l'épreuve de confirmation d'un diagnostic annoncé d'emblée par la technique.

Enfin, la technique ouvre des perspectives immenses dans le registre pédagogique. Dans un contexte éthique où le compagnonnage clinique est sérieusement mis en question, l'apprentissage de l'examen clinique et des gestes thérapeutiques (en particulier pour la chirurgie) peut se faire désormais sur des simulateurs offrant des images virtuelles du corps humain, sur lesquelles une action quelconque se traduit par un rendu de pression qui procure à l'opérateur une sensation de réalité. Dans ce domaine, la France a un énorme retard d'équipements.

La troisième piste, incontournable et probablement la plus féconde, est la prise en compte de l'expérience grandissante des maladies chroniques et des pathologies fonctionnelles qui ne se traduisent pas forcément par une lésion organique identifiable. Rien n'est plus déroutant pour un praticien que d'entendre un patient alléguer une douleur, une gêne, un mal-être ou une fatigue généralisée, et de ne rien objectiver par les examens les plus sophistiqués. La tentation est alors grande de trouver refuge dans le registre de la maladie psychique.

Dans le même ordre d'idées, c'est dans une logique autre qu'organique, que s'inscrivent les examens biologiques ou les constantes physiologiques, dont on sait que les variations sont continues chez un même individu ou d'un individu à l'autre. Force est, à l'heure actuelle, de reconnaître qu'il n'y a pas de définition objective de la maladie, même dans les pathologies les plus objectivables en apparence comme la traumatologie. C'est sans doute, ici, le lieu où il convient de rappeler la célèbre controverse qui opposa Henri Mondor et René Leriche sur la définition de l'entorse articulaire : lésion anatomique ou trouble physiologique ?

On peut à la fois être malade et en bonne santé, avoir des constantes physiologiques médicalement normales et ne jamais guérir d'une maladie chronique. Et c'est là sans doute qu'il faut se décentrer de l'objet maladie pour se centrer sur le malade en tant que personne : considérer la maladie comme un événement de vie et aider la personne à se ré-approprier une norme de santé dans un projet de vie. On reconnaîtra dans ce propos le sens que Canguilhem assignait à la norme et à la santé ; « le concept de normal, écrit-il, est un concept original qui ne se laisse pas, en physiologie plus qu'ailleurs, réduire à un concept objectivement déterminable par des méthodes scientifiques ». La norme, selon Canguilhem, est donc relative à la situation d'un vivant individuel dans un milieu en perpétuelle évolution. Et il ajoute, plus loin : « C'est toujours la relation à l'individu malade, par l'intermédiaire de la clinique, qui justifie la qualification de pathologique. Certes, une pathologie peut être dite objective, par référence au médecin qui la pratique. Mais l'intervention du pathologiste ne fait pas que son objet soit une matière vidée de subjectivité. » Cette forte assomption donne son sens à la clinique.

Dans ce constat, une nouvelle clinique doit émerger sur les décombres de la méthode anatomo-clinique. Mais sur quel sens naturel fonder une clinique qui ne soit pas uniquement une opération d'objectivation ? Le goût et l'odorat ont perdu droit de cité depuis longtemps. Le toucher est en déroute, chassée par la vue, ivre d'elle-même. Que reste-t-il ?

3. LA CLINIQUE EN QUÊTE DE SENS

La clinique, régénérée par une déontologisation de la maladie, réhabilite, comme sens premier, l'audition dont Plutarque[1] avait déjà souligné le caractère ambigu ; l'audition est le plus passif de tous les sens. On ne peut pas ne pas entendre, au risque d'être ébranlé, surpris ou ensorcelé par les sirènes, alors qu'on peut refuser de voir, de toucher, de goûter ou de sentir. Mais l'audition est également le sens qui peut, mieux que tout autre, recueillir le discours – le discours du malade et qui doit être tenu pour vrai. Et c'est là que réside la difficulté de l'écoute qui n'obéit pas aux règles d'un art en tant que *techné* dans la mesure où ce ne sont pas des connaissances qui sont requises mais une habileté acquise par l'expérience et une application soutenue. Ce que j'appellerai l'« écoute active du malade » est une véritable ascèse dont la pratique se manifeste de trois façons :

— le silence et une économie stricte de la parole qui évite de reconvertir immédiatement en mots ce qu'on vient d'entendre ;

---

1. Plutarque, *Sur le bavardage,* Paris, Rivages Poche, 2006.

— une attitude qui garantit la qualité de l'écoute : immobilité du corps et discrètes marques d'attention destinées à susciter le discours du malade. En d'autres termes, il faut donner à voir une compétence à entendre ;
— une aptitude à saisir ce qui est dit en tant que donnée susceptible d'être transformée en précepte d'action.

On peut, de la sorte, développer une véritable sémiotique de l'écoute médicale comme pilier de la rencontre clinique.

La nouvelle clinique répond aux critiques de l'abandon de la clinique traditionnelle en travestissant l'interrogatoire en questionnement orienté, en aidant à l'interprétation de l'image et en réhabilitant le symptôme. Mais pourquoi réhabiliter le symptôme ? Parce qu'il est l'indice premier, le signe intraduisible d'une clinique intime, celle du patient, dont le praticien doit apprendre à reconnaître la valeur en ce qu'elle offre une palette d'infinies nuances susceptibles d'orienter à la fois le médecin et le malade vers une normativité singulière. Il s'agit en quelque sorte de réintroduire le sujet, non pas en cherchant à objectiver un discours subjectif, ce qui raviverait la querelle de l'objet et du sujet, mais en incitant le praticien à faire sien un discours, celui du malade, que l'on reconnaît comme vrai. Il s'agit d'un processus que Foucault[1] appelle, dans l'ordre de la relation philosophique, la subjectivation du discours vrai et qu'on peut transposer à la relation clinique. La méthode anatomo-clinique, qui reposait tout entière sur l'interrogatoire et l'examen clinique, était une méthode diagnostique portant sur une pathologie responsable d'une légion anatomique d'un organe. Or le problème actuel n'est pas tant le diagnostic que la décision médicale et la thérapeutique dont le patient souhaite qu'elle prenne la

---

1. M. Foucault, *L'herméneutique du sujet,* Cours au Collège de France (3 mars 1982), Paris, Gallimard-Le Seuil, 2001.

dimension d'un soin et d'un accompagnement et qu'elle ne se limite pas à une simple prescription. On rejoint là la vision hippocratique : la dimension du soin comme souci de l'autre dans toutes ses composantes et comme accompagnement dans une démarche conjointe dont le but ultime est de définir ce qui est préférable pour le patient. Et ce n'est pas autre chose que de substituer le dialogue de deux experts (le malade expert de sa maladie et de sa vie et le médecin expert du corps) au monologue normatif et volontiers moralisateur du seul expert de la santé.

Loin de voir dans le déclin de la clinique traditionnelle une défaite de la pensée médicale, il nous faut voir dans l'apport technique comme facteur principal du reflux de la clinique une chance inouïe de renouveler l'anthropologie de la médecine. Il faut accepter que la technique puisse modifier nos façons d'agir et de penser, mais il faut exiger en revanche que la rationalité instrumentale qui pose la question des moyens demeure toujours au service de la rationalité évaluative qui ressort des fins que l'on assigne à l'action.

Que souhaite, en définitive, le médecin, sinon instaurer la confiance ?

L'instauration de la confiance passe par l'élaboration d'un modèle autonomique du soin, la relation clinique étant conçue comme relation d'accompagnement, d'éducation ou de rééducation du patient à l'autonomie et d'acquisition d'un processus d'appropriation de la maladie par le patient. Je me réfère ici aux travaux du philosophe Philippe Barrier[1] qui, à travers sa propre expérience de la maladie et une rigoureuse étude de situations, défend l'existence d'une tendance éducable de l'autonormativité chez le patient atteint d'une maladie chronique.

---

1. Ph. Barrier, *L'autonormativité du patient chronique,* thèse de doctorat en sciences de l'éducation, Université de Paris V, décembre 2007.

Le facteur qui me semble essentiel dans ce renouvellement de la relation, c'est le rapport au temps. Il nous faut absolument distinguer, désormais, le temps de l'urgence thérapeutique, le temps biologique de la normativité des processus, et le temps du patient qui est une durée, au sens où l'entendait Bergson, et non une représentation spatiale linéaire de la temporalité. Or force est de constater que les études médicales sont l'apprentissage du temps rapide de l'efficacité immédiate et de l'urgence thérapeutique. La fonction d'accompagnement dévolue à la nouvelle clinique réside dans la capacité de saisir le rythme propre du patient. Fondée sur l'écoute active et empathique, elle a pour but de saisir le mental de l'autre, de s'approprier son temps, c'est-à-dire la durée. Cette appropriation de la durée n'exige pas du temps médical (on a déjà souligné que le manque de temps était un alibi facile), elle exige un seuil minimal d'émotion, « une saisie immédiate de l'instant émotionnel ». Pour le dire autrement, il ne saurait y avoir de relation clinique sans émotion[1], contrairement à une attitude largement partagée jusqu'à nos jours, qui voit dans l'émotion ressentie par le soignant un facteur négatif, susceptible de brouiller la fameuse objectivité. Il s'agit donc de renouveler une approche clinique du patient dans sa globalité, mais une globalité vitale et systémique qui va bien au-delà d'une globalité limitée à une somme d'organes ou à une interaction organique. La nouvelle clinique doit être fondée sur l'expression libre du patient, en dehors du cadre de questionnement qui l'objective *a priori*.

L'expérience des maladies chroniques et l'expérience encore limitée des séquelles physiques et psychiques des maladies aiguës nous forcent à reconnaître le savoir expérientiel du patient et sa compétence potentielle de soin et d'adaptation. Une clinique basée sur une concep-

---

1. P. Le Coz, *Petit traité de la décision médicale,* Paris, Le Seuil, 2007.

tion autonomique du soin a pour but le préférable et se substitue au bien qui vise l'idéal et l'absolu de l'universel abstrait. On peut sans doute, à l'heure actuelle, renverser la perspective en énonçant sans se contredire que « le bien est l'ennemi du mieux ». À une époque de diffusion extrême des connaissances, l'élargissement des dimensions cognitive et expérientielle de la maladie sonne le glas de la conception hétéronomique de la thérapeutique. Il est fondamental à présent que le soignant, par l'écoute active et empathique, prenne en compte les connaissances propres du patient qui ne doivent pas entrer en opposition avec les connaissances médicales objectivées et théorisées. De fait, cette démarche clinique renouvelée doit se frayer un chemin entre une double tentation : la tentation historiquement datée d'occulter le sujet pour se concentrer sur l'objet, et la tentation thaumaturgique entièrement focalisée sur le sujet et oublieuse de l'objet.

Je terminerai cet exposé en confrontant deux définitions de la clinique.

La première est extraite des *Leçons de clinique chirurgicale professées à l'Hôtel-Dieu* de Dolbeau, parues en 1867 :

« La clinique a pour mission d'utiliser les enseignements de la pathologie, d'une part pour reconnaître les maladies et, d'autre part, pour distinguer ce que chaque affection présente de particulier, eu égard à tel ou tel individu. Il y a autant de maladies que de malades et l'art du clinicien consiste à instituer une thérapeutique en rapport non seulement avec l'état local de chaque affection, mais encore avec l'état général de chacun de ces malades. »

Notons qu'il est permis de voir dans cette définition une attitude étonnamment moderne qui prend en considération la singularité du patient.

L'autre définition est de Georges Canguilhem : « La clinique n'est pas une science et ne sera jamais une science alors même qu'elle usera de moyens à efficacité toujours plus garantie. La clinique ne se sépare pas de la thérapeutique et la thérapeutique est une technique d'instauration et de restauration du normal dont la fin, savoir que la satisfaction subjective qu'une norme est instaurée, échappe à la juridiction du savoir objectif. »

Les deux textes partagent la même conviction que la clinique est universelle dans la démarche diagnostique et particulière dans la décision thérapeutique.

Mais la différence sensible réside dans le fait que la définition de Dolbeau se situe dans une conception hétéronomique de la décision médicale : « L'art du clinicien consiste à instituer... », tandis que Canguilhem ouvre la perspective d'une conception autonomique du soin, comme horizon de la clinique.

Clinique à distance

Huguette Le Foyer de Costil

Je ne suis ni médecin, ni philosophe, ni technicien, ni même assureur et encore moins académicien, et pourtant j'ai eu l'audace d'accepter de venir, en ce lieu prestigieux, parler devant vous de la clinique à distance, c'est-à-dire de télémédecine.

Cette audace m'a paru plus grande encore lorsque j'ai voulu savoir précisément ce qu'on entendait par « clinique » et j'ai lu que Littré, à l'adjectif « clinique », énonce : « Terme de médecine, ce qui se fait au lit du malade », que ce soit l'enseignement ou la médecine. Dans un premier temps, j'ai donné ma réponse à la question posée par ce séminaire : « À coup sûr la télémédecine par son éloignement du chevet, du lit du malade, par la raréfaction du contact physique avec celui-ci, tuera la clinique. »

Nous verrons qu'à mon avis je me trompais ; mais revenons à la télémédecine.

Actuellement Google interrogé sur le seul mot « télémédecine » offre plus de 34 000 réponses ; or, en matière de recherches, l'abondance excessive des réponses est, d'une manière générale, plus embarrassante que leur indigence. Ce nombre de 34 000 me donne de l'humilité et de la confusion mêlées à oser venir vous dire le peu que je sais de la télémédecine, à laquelle avec persévérance et fidélité je m'intéresse depuis 1994.

Par ailleurs, et approximativement depuis la même date, je me suis penchée, avec une certaine commisération, sur, disons, l'angoisse, qui avait saisi une importante partie du monde médical surpris par une jurisprudence de la Cour de cassation, jurisprudence à laquelle je n'avais pas adhéré, alors que j'étais à l'époque avocat général à la Première chambre civile de cette même cour. Certains d'entre vous n'ignorent pas que pour ma part j'ai constamment, depuis la mise au jour de cette jurisprudence, œuvré pour défendre et tenter de rassurer les praticiens de la santé obligés d'affronter de dangereux écueils agencés par le législateur, les juges, les assureurs et aussi les patients.

Mes deux préoccupations, mes deux centres d'intérêt, télémédecine et responsabilité, se superposent, si l'on pose la question que voici : le monde de la santé avec son éthique, les exigences de la loi et de la jurisprudence, va-t-il devoir faire face, quant à la mise en œuvre de sa responsabilité pénale et civile, à des situations et à des problèmes propres à la télémédecine, difficultés tenant à la distance séparant le praticien de son patient, à l'urgence fréquente, à l'intervention de la technique de la transmission, à la multiplication inévitable des intervenants exerçant dans des disciplines différentes et parfois concurrentes ?

Avant qu'il soit répondu à cette question, vous me permettrez certainement quelques observations préalables sur la coloration et la modification que subit l'exercice de la médecine lorsqu'il se fait par la voie de la télémédecine.

Il faut remarquer tout d'abord que le terme de « télémédecine » recouvre des domaines et des activités multiples et divers, pouvant susciter par leur complexité et leur nouveauté l'admiration, exigeant de ses protagonistes tantôt un niveau scientifique rarement atteint, tantôt un niveau inventif et parfois commercial évidemment plus banal.

De cette variété on s'apercevra en énonçant les multiples applications honorées, à plus ou moins juste titre, par le vocable de « télémédecine » : télé-assistance à domicile à titre préventif, télésurveillance d'un patient, téléformation à un enseignement médical, télé-assistance des voyageurs isolés, avec de riches perspectives au sein du transport aérien, téléconsultation, télé-expertise qui permet de recueillir l'avis d'un confrère médecin ainsi convenablement informé, téléradiologie, téléchirurgie, télépsychiatrie.

L'énumération qui précède permet d'évoquer les pratiques et habitudes judiciaires – à savoir, la collégialité de la décision, à laquelle personnellement je demeure très attachée ; grâce à la télémédecine, lorsque l'hypothèse le mérite, on peut recourir facilement à la consultation d'un ou plusieurs spécialistes ou autres praticiens ; sans, comme autrefois, les appeler physiquement au chevet du malade.

Une autre singularité de la télémédecine tient à son mode d'exercice : coexistence nécessaire de deux techniques, de deux sciences apparemment étrangères l'une à l'autre : d'une part, la médecine proprement dite avec ses diverses branches ; d'autre part, les techniques de transmission des images. Le praticien de la télémédecine sera presque nécessairement, en parties sans doute inégales, le praticien des deux techniques. On peut prévoir et espérer que les perfectionnements de l'une ne seront pas sans effet sur l'enrichissement de l'autre, mais on peut craindre – et, ce disant, j'anticipe sur ce que je vous dirai plus tard sur la responsabilité médicale –, on peut donc craindre que cette coexistence de techniques accroisse les risques encourus par les médecins.

Quelle est donc cette science ? Vous ai-je donné une liste exhaustive des nombreuses applications de la télémédecine, alors qu'à dessein je ne vous ai pas dit comment on la définissait ? Car c'est une science qui est née au fil du temps à la suite de nombreuses expérimentations contrairement à une démarche plus logique qui aurait voulu que la télémédecine soit définie et réglementée avant d'être expérimentée. On peut la définir comme l' « utilisation des moyens techniques qui permettent à distance la pratique médicale » (Pr Lareng, directeur de la Société européenne de télémédecine). On peut aussi la qualifier d' « exercice de la médecine par le biais de la communication et des technologies qui permettent la prestation de soins de santé à distance et l'échange de l'information médicale s'y rapportant ». On peut aussi dire que « la télémédecine est un moyen particulièrement utile d'optimiser la qualité des soins par une rapidité collégiale des échanges médicaux au profit des patients dont l'état de santé nécessite une réponse adaptée, rapide, quelle que soit l'utilisation géographique » (rapport du Dr Xavier Deau lors de la session du Conseil national de l'Ordre des médecins de juillet 2005).

Selon la loi, « la télémédecine permet, entre autres, d'effectuer des actes médicaux dans le strict respect des règles de déontologie, mais à distance, sous le contrôle et la responsabilité d'un médecin en contact avec le patient, par des moyens de communication appropriés à la réalisation de l'acte médical » (art. 32 de la loi du 13 août 2004 sur l'assurance maladie). Il faut rappeler que l'utilisation de moyens de communication dans la transmission d'informations médicales à visée de soins date de plus d'un siècle et s'est développée parallèlement aux progrès dans le domaine des technologies de l'information et de la communication.

Dès 1930, les radiocommunications ont été utilisées pour soigner depuis des zones isolées d'Alaska et d'Australie. En France, dès 1948, avec la création de la station Saint-Lys Radio, les marins ont pu disposer de consultations médicales à distance, depuis les hôpitaux de Toulouse, par liaisons radio gratuites couvrant le globe. Par la suite, la transmission de clichés radiologiques par ligne radio ou téléphonique, à des fins diagnostiques, a été effectuée dans les années 1950 aux États-Unis, à Philadelphie. Toujours aux États-Unis, en 1958, un service médical reliait, par l'intermédiaire d'ondes hertziennes, le Centre hospitalier universitaire du Nebraska à une institution psychiatrique distante d'environ 160 km. Des expériences ont été également développées en 1960, à partir du Massachusetts General Hospital. À cette époque également, la NASA et le Service de santé publique des États-Unis ont mis en place une méthode de soins décentralisés, en utilisant un système de vidéo interactive, couvrant un vaste territoire du Sud-Ouest américain (réserve indienne en Arizona). Parallèlement, la NASA développe ce procédé avec l'avènement des premiers vols spatiaux.

En France, le Pr Louis Lareng, fondateur du SAMU, initiait la transmission à distance, par voie hertzienne, d'électrocardiogrammes, de mesure de la pression sanguine, artérielle, du pouls et de la fréquence respiratoire depuis le « pied de l'arbre » vers le SAMU de Toulouse. Par la suite, il créera, en 1989, l'Institut européen de télémédecine dont le but était de promouvoir le développement de la télémédecine en réseau en Europe, puis, en 1992, la Société européenne de télémédecine.

Différents pays se sont plus particulièrement impliqués dans le développement de ce nouveau mode de pratique médicale ; le Canada avec, dès 1977, la transmission de données médicales et l'organisation de téléconférences à partir du Memorial University of Newfoundland ; la Norvège (téléradiologie, endoscopies à distance... dans les années 1980) ; l'Australie (soins de santé dans les zones isolées du golfe de Carpentaria, à partir de 1984).

Depuis 1995, de nombreuses manifestations nationales et internationales ont abordé le sujet des technologies de l'informatique dans le domaine de la santé. Toujours en France, la Direction des hôpitaux au ministère des Affaires sociales a procédé, en 1996, à une importante enquête dans 300 hôpitaux, qui a permis de suivre l'activité de la télémédecine dans les centres concernés et de démontrer qu'elle est source d'amélioration de soins et d'économies budgétaires. M. Rossignol, chargé de mission à la Direction des hôpitaux au ministère des Affaires sociales, précise dans son rapport que l'intérêt de la télémédecine, sa rentabilité, sa faisabilité technique et économique et son impact sur la société ne sont plus à l'ordre du jour, mais que la question aujourd'hui est de savoir si les pays du Sud, dont les besoins en soins de santé sont plus importants que ceux des pays du Nord, vont aussi profiter de cette technique qui abolit les distances.

Dans ce bref rappel historique, il ne m'est pas possible, par manque de temps et surtout de compétence, de vous communiquer une sorte de photographie aérienne des applications de la télémédecine ; avant de clore ce chapitre, je voudrais évoquer le travail de l'Observatoire de la télémédecine qui m'a donné le vertige, l'envie de renoncer à mon entreprise et la tentative de me réfugier dans ce qui m'est le plus accessible : le droit et la responsabilité médicale.

Sur la réglementation, mes citations seront à dessein brèves et limitées, tant le sujet est vaste et tant il est dangereux d'oublier par ignorance d'intéressantes études. Le statut légal de la télémédecine a été donné par l'article 32 de la loi du 13 août 2004, avec une définition qu'il importe d'énoncer à nouveau : « La télémédecine permet entre autres d'effectuer des actes médicaux dans le strict respect des règles de déontologie, mais à distance sous le contrôle et la responsabilité d'un médecin en contact avec le patient, par des moyens de communication appropriés à la réalisation de l'acte médical. »

Dans un rapport adopté lors de la session du Conseil national de l'Ordre des médecins de juillet 2005, il est souligné que différents articles du Code de déontologie contribuent à la définition de l'exercice de la télémédecine (art. 32, 33, 60, 35, 36, 42, 71, 72, 73, 54, 69 et 53) et le Conseil précise que l'application de ces 12 articles à

la télémédecine l'a conduit à définir 6 critères indispensables à sa réglementation, à savoir :
— nécessité de la télémédecine dictée par l'état de santé du malade ;
— impératifs de qualité ;
— consentement éclairé du patient ;
— secret professionnel ;
— responsabilité ;
— valorisation des actes de télémédecine.

Toulouse est un centre important de télémédecine ; l'Institut européen de télémédecine y a son siège, ainsi que la Société européenne de télémédecine. Aussi, pour intégrer les dispositions de la loi du 13 août 2004, le groupement d'intérêt public Réseau télémédecine régional Midi-Pyrénées a, le 3 novembre 2004, élaboré un code de bonne conduite éthique et professionnelle en télémédecine.

Après l'énoncé de quelques idées générales, après avoir tenté de montrer que la télémédecine bénéficie d'un statut réglementaire, je voudrais aborder un sujet qui me tient à cœur : l'éthique médicale en télémédecine face aux libertés fondamentales et les problèmes de responsabilité qui peuvent peser sur le monde médical.

La télémédecine n'a plus à prouver ni son utilité ni la certitude de son avenir, tant elle enrichit la science et le rôle du médecin. L'éthique est une des premières exigences de notre société et elle pose des questions nombreuses et variées ; or l'éthique médicale est nécessairement confrontée aux libertés fondamentales au bénéfice desquelles chacun peut prétendre.

Mon propos n'est pas de franchir les frontières ; il faut cependant souligner que les libertés fondamentales susceptibles d'être atteintes par la télémédecine peuvent être différemment définies en fonction des cultures des pays considérés et que, sur les responsabilités qui seront encourues, chaque pays dispose d'une législation et d'une jurisprudence particulières.

Il faut ici redire qu'en France le monde médical a été bouleversé par les exigences de la jurisprudence, notamment à la suite des célèbres arrêts rendus en 1997 par la Cour de cassation, avec d'importantes répercussions sur les activités médicales elles-mêmes :

— abandon de certaines disciplines à risque par les étudiants ;
— abandon de certaines pratiques médicales et de certaines interventions chirurgicales à très haut risque ;
— augmentation exponentielle du montant des primes d'assurance.

Notons que, depuis la loi du 4 mars 2002, la jurisprudence s'est montrée plus nuancée, notamment parce que les problèmes posés par l'aléa thérapeutique ont été moins brûlants. Mais, concernant cette recherche de responsabilité, la situation particulièrement exposée de la télémédecine, sa vulnérabilité dans le cadre de la diffusion à distance, dans l'urgence d'informations et d'images par des acteurs nombreux, n'appartenant pas toujours au monde de la santé, pose des interrogations multiples et variées dont les réponses ne seront pas vraiment données aujourd'hui.

CONCERNANT L'INFORMATION
ET LE CONSENTEMENT DU PATIENT

La télémédecine, qui se caractérise par l'utilisation de nouvelles technologies de l'information et de la communication et qui a engendré de nouvelles relations entre professionnels de la santé ou entre praticiens et patients, doit éviter la perte de confiance du malade envers son médecin. Ainsi, avant de recourir à la télémédecine, il paraît raisonnable que le consentement du patient soit recueilli, s'il est en état de le donner, après que celui-ci a été clairement informé de la teneur des articles 35 et 36 du Code de déontologie médicale (art. R. 41 . 27-35 et 36 CSP).

J'évoquais le revirement spectaculaire de la jurisprudence de 1997, qui a constitué une véritable révolution dans le domaine précis de l'information à donner au malade, puisqu'il a été décidé que le médecin, déjà tenu de donner une information « loyale, claire, appropriée à l'état du malade », devait apporter la preuve qu'il avait exécuté cette obligation.

Mais l'attitude du praticien est particulièrement délicate face à un refus de soins si l'on considère que la loi du 4 mars 2002 a renforcé le respect de la décision du malade dans la mesure où « aucun acte médical, ni aucun traitement ne peut être pratiqué sans le consentement libre et éclairé de la personne, et ce consentement peut être retiré à tout moment » (art. L. III . 43 CSP).

En télémédecine, je n'ai pas la réponse, car, si le respect de la décision du malade s'impose, la mesure de sa capacité de jugement est difficile à apprécier, de même que la faute du médecin qui s'est incliné trop vite devant la volonté d'un malade mal informé des conditions de cette nouvelle pratique de la médecine à distance. Se posera alors une nouvelle interrogation relative au libre choix du malade quant au praticien qu'il désire consulter, liberté qui risque d'être particulièrement bouleversée. En télémédecine, peut-on encore parler de colloque singulier et même de secret médical ?

Le secret médical, antérieur au serment d'Hippocrate, consacré par le Code de déontologie médicale en 1941, et véritable règle morale, ne va-t-il pas subir des atteintes très sérieuses dont serait responsable la télémédecine ? Scientifiques et juristes ont commencé à livrer un véritable combat pour la défense d'un tel secret, dans la mesure où la télémédecine implique que tous les intervenants ayant accès aux informations qui leur sont nécessaires soient tenus à un secret médical partagé. Je me garderai de plonger trop profondément dans les différents procédés et techniques qui permettraient que le secret en télémédecine soit protégé comme il l'est dans le cabinet d'un médecin ; je ne remonterai pas à la surface. En juriste, je voudrais évoquer quelques certitudes permettant d'appréhender les reproches que pourrait entraîner la recherche de la responsabilité du médecin et celle d'autres acteurs de la télémédecine.

L'identité du malade et la nature du mal dont il souffre ne doivent pas être connus. Le secret, dont bénéficie le patient, couvre toutes les opérations de télémédecine, et si seuls les médecins sont soumis au secret médical en application de l'article 4 du Code de déontologie, les personnes dispensant des soins sont soumises à des obligations déontologiques ou législatives sur le fondement des exigences de secret professionnel, ce qui inclut les techniciens acteurs d'un acte de télémédecine.

Quels que soient les progrès considérables faits pour assurer la protection des données médicales ainsi divulguées, on est effrayé par l'exigence de ce secret et on peut s'interroger sur l'opportunité de prévoir et d'organiser un serment qui serait prêté par tous ceux qui sont destinés à recevoir des informations en télémédecine.

Ce secret médical, et même ce secret professionnel, conduit nécessairement à l'évocation des droits de la personnalité du malade qui peut revendiquer le respect de l'intimité de sa vie privée et la protection de son image.

CONCERNANT LES DROITS DE LA PERSONNALITÉ DU MALADE

Les atteintes à la vie privée ont été l'objet, particulièrement en France, de la vigilance des juges qui ont organisé la protection de la personne de sa naissance à sa mort. Cette notion de vie privée, d'abord affirmée par la jurisprudence, a reçu un statut légal le 9 juillet 1970, l'article 9 du Code civil énonçant : « Chacun a droit au respect de sa vie privée » ; ultérieurement, l'article 809 du Nouveau Code de procédure civile a permis au juge des référés d'intervenir en cas de dommage imminent ou de trouble manifestement illicite. La brièveté de cet article 9 a permis une véritable création jurisprudentielle et son champ d'application n'a fait que croître, soutenu ou tempéré par certains textes sur les droits de l'homme.

C'est ainsi que les juges sont appelés, au profit de chacun, homme privé et même dans certaines circonstances homme public, à protéger la naissance, l'enfance, l'identité (nom, image, domicile, patrimoine), la vie professionnelle, la vie sentimentale et familiale, la maladie, la mort, la dépouille, la mémoire. Relativement aux indiscrétions concernant l'état de santé d'une personne, les exemples sont nombreux en jurisprudence, les décisions rendues revêtant souvent un caractère d'une extrême gravité, telle que saisie de journaux ou d'ouvrages littéraires et mesures d'interdiction de plusieurs sortes. L'atteinte au droit à l'image a donné lieu, en France, à de nombreuses procédures, les juges s'étant parfois montrés très stricts pour protéger l'image d'une personne privée qui n'avait donné aucune autorisation à la reproduction de celle-ci, protégeant également, mais de manière plus nuancée, l'image d'une personne publique.

La télémédecine demeure très vulnérable sur le point particulier de la diffusion des images, car le visage d'une personne, lorsqu'il ne peut être dissimulé pour les nécessités du diagnostic, identifie celle-ci avec souvent plus de force que l'âge, le domicile ou même le nom.

L'homme moderne est, chaque jour, de plus en plus agressé ; aussi, le juge considéré comme « le gardien essentiel de l'intimité personnelle » a été de plus en plus sollicité pour venir au secours de celle-ci. On sait l'ampleur que cette agression a prise sur Internet et on imagine ce qu'elle peut devenir dans le cadre de la télémédecine.

Je n'ai pas la possibilité de vous informer des progrès techniques accomplis en la matière, mais il faut rappeler que, dès 1996, la CNIL, saisie par des centres hospitaliers des difficultés inhérentes à la télémédecine, a souligné que « la confidentialité des données transmises et l'intégrité des images constituent un aspect essentiel du fonctionnement des systèmes de télémédecine ».

Mais il faut avoir à l'esprit qu'une trop grande protection dans un tel domaine peut engendrer un mal redoutable : la peur et l'abandon de la démarche scientifique – et, par là même, la renonciation au progrès. Dans cette perspective, il faut admettre qu'en télémédecine le secret médical est destiné à être partagé et que certaines atteintes à la personne ne peuvent être évitées. Alors quelle pourra être la responsabilité des acteurs de la télémédecine et plus précisément celle des médecins qui sont les acteurs auxquels je m'adresse aujourd'hui ?

CONCERNANT LA RESPONSABILITÉ MÉDICALE

Est-il vraiment nécessaire d'évoquer ici les avatars de la jurisprudence en matière médicale, puisque de nombreuses et savantes études, que vous connaissez, lui ont été consacrées ? Non, sans doute, mais on peut cependant rappeler que jusqu'en 1936 le fondement de la responsabilité médicale était délictuel et que depuis le célèbre arrêt Mercier, rendu le 20 mai 1936, la jurisprudence affirme le caractère en principe contractuel de cette responsabilité ; la Cour de cassation ayant énoncé : « Il se forme entre le médecin et son client un véritable contrat comportant pour le praticien l'engagement, sinon bien évidemment de guérir le malade, du moins de lui donner des soins consciencieux, attentifs et, réserve faite de circonstances exceptionnelles, conformes aux données acquises de la science », formule que reprend mot pour mot le texte du Code de déontologie médicale.

Certes le principe veut que l'obligation du médecin à l'égard de son patient soit une obligation de moyens, mais la frontière entre l'obligation de moyens, telle qu'elle est retenue en matière médicale, et l'obligation de résultat imposée à d'autres professionnels a été franchie dans certains cas pour améliorer et même assurer l'indemnisation de la victime.

Le 25 février 1997 est une date importante dans l'évolution de la jurisprudence, car la 1re chambre de la Cour de cassation, en sa formation plénière, était invitée à opérer un double revirement de jurisprudence, quant à l'obligation d'information, dont je vous ai déjà parlé, et quant à l'obligation du praticien qui procède à la pose d'un appareil sur la personne du patient. Concernant ce dernier point, la Cour de cassation a maintenu sa jurisprudence retenant à la charge du praticien une obligation de moyens, et ce, en dépit des concepts de solidarité, de sécurité et de risque qui militent en faveur d'une responsabilité sans faute. Cependant l'aléa médical demeurait et le patient supportait injustement l'absence de réparation consécutive à une opération à haut risque sans faute du praticien : il paraissait toutefois également injuste, en l'absence de faute, de faire peser sur un praticien une responsabilité au motif qu'elle permettait la réparation du dommage subi par le patient.

Il est permis de penser que ce refus de revirement de jurisprudence était inspiré par la prudence ; il signifiait sans doute, que pour les juges, seul le législateur devait avoir la mission de concilier des points de vue aussi contradictoires, mais tous dignes d'être également pris en considération.

Enfin, la loi que nous appelions de nos vœux est venue ; en effet, celle du 4 mars 2002 a permis, dans certaines conditions, certes, de réparer l'accident médical sans faute du praticien.

Concernant la télémédecine face aux problèmes spécifiques de la responsabilité médicale, je voudrais évoquer quelques cas de figure, sans pouvoir traiter véritablement le sujet, faute d'exemples et en l'absence d'une jurisprudence qui ne semble pas encore avoir eu l'opportunité, si l'on peut dire, de voir le jour. On peut imaginer par exemple une hypothèse. En l'état actuel de la jurisprudence, l'erreur de diagnostic en elle-même ne constitue une faute professionnelle que si elle résulte d'une méconnaissance par le médecin des données acquises de la science au moment où il agit. Qu'en est-il ou qu'en sera-t-il dans le cas d'un acte médical ou d'une expertise opérée par plus d'un praticien dans le cadre d'une action de télémédecine ; lorsque le diagnostic final, avec des conséquences dommageables, se révélera erroné ?

Il appartiendra au juge de rechercher ceux qui, parmi les différents acteurs sont, à son avis, le ou les responsables. Il semble que d'ores et déjà, réserve faite de circonstances exceptionnelles, doit être posé le principe que le médecin utilisateur sera seul responsable du diagnostic vis-à-vis du patient, avec la possibilité d'engager une action contre un autre participant ou dans le cadre d'une responsabilité contractuelle, le fabricant du système utilisé. Il faut souligner que la responsabilité du médecin « interrogé » doit être abordée avec plus de nuances, car, si le médecin interrogateur demeure responsable du diagnostic qu'il donne, après avis d'un confrère, l'éventuelle faute de celui-ci pourra être de nature à dégager totalement ou partiellement le médecin « utilisateur ».

Dans l'hypothèse d'une télé-assistance, la recherche de la responsabilité du médecin se fera selon les critères dégagés dans le cadre de la responsabilité médicale en général. Cependant, entre médecins ou entre patient et médecin, mis en relation par la télé-assistance, on trouve une barrière ou, plus exactement, une sorte de viaduc : le réseau de télécommunication. Si le dommage résulte d'un dysfonctionnement soit du matériel, soit du réseau de télécommunication, le médecin se trouvera-t-il dégagé de toute responsabilité ?

Le malade qui transmet lui-même des données dont on s'apercevra qu'elles sont erronées ou insuffisantes sera-t-il totalement démuni ou bien pourra-t-il établir soit qu'il n'était pas complètement informé des conditions d'utilisation du système, soit même qu'il n'avait pas les aptitudes convenables pour une telle utilisation ?

Un certain vertige ou, en tout cas, beaucoup d'hésitations ou d'embarras s'empareront de ceux de mes collègues qui auront à apprécier la responsabilité à l'occasion des litiges auxquels donneront lieu les pratiques de télémédecine dite « vraie » ou « spécialisée » de téléradiologie, télépathologie, télécardiologie, télé-obstétrique, téléchirurgie, télé-ophtalmologie, télésurveillance, télé-expertise, télédiagnostic, téléconsultation... et j'en oublie certainement...

On peut sans doute prévoir que les juges apprécieront l'existence d'une faute ou la gravité de celle-ci en fonction des conditions matérielles, intellectuelles et même morales dans lesquelles l'acte de télémédecine aura été effectué : la faute sera jugée moins grave ou même inexistante si le praticien, en raison de l'extrême urgence ou de l'isolement géographique, dans la jungle ou sur la mer, ne pouvait avoir recours, au prix d'un certain risque, qu'à la télémédecine ; au contraire, la faute sera plus strictement et sévèrement considérée s'il advenait qu'une méthode plus sûre, moins dangereuse existait, négligée par le praticien usant de la médecine à distance par commodité ou légèreté.

Pour conclure une première fois, la télémédecine n'a pas tué et ne tuera pas la clinique, car par les techniques de transmission des images, par la transmission même des gestes à faire, le lit du malade s'est rapproché du médecin et même des médecins, puisque, même éloignés les uns des autres, ils sont tous là au chevet de leur commun patient.

Pour conclure une seconde fois, mais dans une autre direction, je voudrais vous rappeler – faut-il rappeler les évidences ? – que je suis un juge qui s'adresse à des médecins et à des praticiens de la santé. Je voudrais vous dire, mais cela n'est pas pour tous évident, que les magistrats et le monde médical devraient dans la plupart des cas avoir une vision commune des choses face à l'erreur que les uns et les autres peuvent commettre et, auparavant, doivent ou devraient redouter avec une angoisse prégnante. En effet, médecins et juges, qu'inspirent le plus souvent des morales, des idéaux, des humanismes apparentés, ont au moins deux points communs : d'abord, les uns et les autres, magistrats et médecins, sont en quelque sorte tous des juges, les uns et les autres prennent des décisions juridictionnelles ou médicales ayant sur autrui des retentissements, des conséquences de la plus grande ampleur.

Ensuite, second point moins glorieux et plus douloureux, les uns et les autres, magistrats et médecins, commettent inévitablement des erreurs : erreur médicale, erreur judiciaire ; le catalogue des unes et des autres connaît toutes les nuances de fréquence et de gravité ; nuances dans la faute, nuances dans les conséquences de celle-ci. Je vous épargne les multiples comparaisons auxquelles peuvent donner lieu l'une et l'autre sortes d'erreurs : chaque profession disposera de multiples arguments et statistiques pour prétendre que la sienne est la moins fréquente et la moins regrettable.

L'erreur judiciaire, non sans dommage adjacent, peut être réparée par les voies de recours ou les révisions. L'erreur du médecin, dans les cas graves, peut être difficilement réparable. Tout conspire à tromper le juge, alors qu'en principe, et en principe seulement, tous s'efforcent de renseigner exactement le médecin. De plus en plus, la science et la technique viennent au secours du médecin, le juge devait se contenter souvent d'aveux, parfois suspects, de son intime conviction parfois suspectée, mais il bénéficie depuis peu d'une découverte précieuse : l'ADN. En définitive, il doit être dit que la liberté scientifique ne peut aller à l'encontre de la dignité de la personne, même si celle-ci en est objectivement le bénéficiaire ; la science et la technique, qui sont compagnons de route, n'ont pas tous les droits, vous le savez bien. Le malade, lorsqu'il est concerné par la télémédecine, doit continuer à être protégé par l'homme de science, par l'homme de droit et, le cas échéant, par l'homme de loi.

La média-médecine

Guy Vallancien

Nous sommes l'année où Napoléon a rejoint l'île de Sainte-Hélène, où Stendhal écrit sur l'empereur déchu, où *La Méduse* sombre au large des côtes marocaines et où James Monroe est élu président des États-Unis d'Amérique, quand René Théophile Hyacinthe Marie Laennec dans un coup de génie, lors d'une consultation, roula un cahier de papier pour former un tube creux lui permettant de mieux entendre les bruits du cœur et des poumons de sa patiente. De ce moment, la médecine bascula dans l'ère de la *média-médecine,* c'est-à-dire dans l'appropriation, par l'homme de l'art, d'un moyen technique optimisant le résultat recherché tout en s'éloignant du corps malade. Laennec rapporta avec précision l'événement dans son livre *De l'auscultation médiate* publié en 1819 : « Je fus consulté par une jeune personne qui présentait des symptômes généraux d'une maladie de cœur et chez laquelle l'application de la main et la percussion donnaient peu de résultats à cause de l'embonpoint. L'âge et le sexe de la malade m'interdisant l'espèce d'examen dont je viens de parler, je vins à me rappeler un phénomène d'acoustique fort connu : si l'on applique l'oreille à l'extrémité d'une poutre, on entend très distinctement un coup d'épingle donné à l'autre bout. J'imaginais que l'on pourrait peut-être tirer parti de cette propriété des corps. Je pris un cahier de papier, j'en formai un rouleau dont j'appliquai une extrémité sur la région précordiale, et posant l'oreille à l'autre bout je fus aussi surpris que satisfait d'entendre les battements du cœur d'une manière beaucoup plus nette et plus distincte que je ne l'avais jamais fait par application directe de l'oreille. » L'instrument de cette médiation, le stéthoscope (*stéthos :* « poitrine » ; *scopein :* « examiner »), venait de bouleverser le rapport entre le médecin et le malade.

Près de deux siècles plus tard, nous commençons tout juste à entrevoir les changements majeurs qu'une telle découverte initia dans la pratique médicale tout comme dans la place du médecin dans la société. De l'apprentissage jusqu'à la pratique quotidienne, la profession que j'exerce vit encore sur des schémas d'action traditionnels, dominés par la définition classique de l'acte médical personnel isolé et par la seule obligation de moyens mis à disposition pour soigner. Le médecin fait ce qu'il peut avec les moyens dont il dispose : bilans biologiques, radios pour le diagnostic et instruments ou médicaments pour la thérapie, mais il n'est pas redevable d'une évaluation de sa pratique. On ne peut lui demander un résultat.

Selon le Code de déontologie, *stricto sensu,* il n'y a d'acte médical qu'en la présence physique du patient, notion restrictive quotidiennement bafouée par l'accumulation de décisions transmises par lettre, téléphone ou courriels. L'acte médical devient une notion vide de contenu dès lors qu'il n'est plus le seul fait de l'examen du malade ou de l'action directe des médecins sur le corps. L'aléatoire des résultats médicaux au temps des incertitudes de la physiologie balbutiante, expliquait le principe de précaution de cette simple obligation de moyens visant à protéger celui qui agissait sans vraiment savoir.

Aujourd'hui, nos capacités d'intervention sur le corps malade ou blessé grâce aux découvertes de la science nous obligent à rendre compte de notre action, à quantifier nos résultats sur un mode statistique. L'efficacité des armes diagnostiques et thérapeutiques actuelles est telle que nous ne pouvons camper sur nos positions traditionnelles, cherchant à ne pas être redevables de nos échecs et de nos erreurs. Dès lors que l'acte médical devient efficace, il apparaît logique d'en évaluer le bénéfice et les effets collatéraux.

Il faut rappeler que la baisse du taux de mortalité des maladies et des accidents est autant liée aux modifications de nos comportements, sous l'effet positif de l'évaluation de nos pratiques, qu'aux trouvailles des scientifiques et des ingénieurs. L'évaluation médicale est donc un impératif moral tout comme l'assistance à personne en danger. Elle est la boussole qui doit nous guider pour améliorer sans cesse nos pratiques.

Le médecin aux mains nues faisait reposer sa puissance de conviction sur des gestes directs, non médiatisés. Il fallait toucher le corps, le palper longuement comme pour en extraire le mal. « Le roi te touche, Dieu te guérit », entendaient les centaines de scrofuleux massés à Versailles sur le passage du monarque intercesseur. Avec l'utilisation d'instruments comme la lancette dévolue aux saignées ou le clystère des purges, nous restions dans l'usage des outils à effet immédiat. Si les chirurgiens (*keiros* : « main ; ergon : travail ») utilisaient depuis la plus haute Antiquité des pinces, des ciseaux et autres scies, ces outils ne faisaient en fait que prolonger la main opératrice sans modifier le rapport au corps malade, sans rompre le contact entre le soignant et le soigné.

Aujourd'hui, de l'imagerie médicale à la robotique chirurgicale en passant par la biologie, la génétique et l'informatique, nous observons une accélération des aides à une pratique médicale efficace qui se détache inexorablement du contact direct entre médecin et malade. La médecine à distance, la *média-médecine,* devient reine en démontrant ses résultats objectifs, chaque jour plus éloquents.

L'invention du stéthoscope, contemporaine de celle de la confrontation anatomo-clinique, c'est-à-dire de l'analyse objective des causes des symptômes que présentent les malades par les autopsies systématiques, ouvrait l'ère de la médecine moderne dont l'École de Paris fut au début du XIXe siècle le phare mondial.

La connaissance « clinique » (*clinos :* « couché ») à partir de l'examen physique du malade, bâtie sur les constats anatomiques des lésions observées à l'intérieur du corps chez le cadavre, et la connaissance « technique » des instruments avec lesquels nous agissons toujours sortirent la médecine de ses suppositions, plus étayées par la nécessité impérative d'une explication, fût-elle saugrenue, que par une vérité physiopathologique confirmée. Le déferlement technologique médical, souvent accéléré par la prise en charge des traumatismes lors des guerres, les moyens d'analyse statistique de plus en plus sophistiqués qui préludèrent à l'introduction progressive de la médecine par les preuves *(evidence based medecine)* comme mode de raisonnement, remplacent jour après jour la main, l'oreille et l'œil pour établir le bon diagnostic, choisir puis entreprendre le bon traitement.

Cette médecine par les preuves est fondée sur la décision diagnostique ou thérapeutique à partir de données objectives ou soi-disant telles, décision qui permet d'évaluer plusieurs schémas d'action différents afin de sélectionner le meilleur statistiquement. Si, dans 75 % des cas, le traitement x fait mieux que le traitement y, je vais le prescrire mais rien ne dit que pour le malade qui est en face de moi le traitement y n'est pas au moins aussi efficace. La médecine par les preuves sort le couple soigné-soignant de son rapport personnel au profit des grandes séries statistiques et protocoles divers qui gomment le lien affectif – certains diront : paternaliste – entre l'homme de l'art et celui qui souffre. Qui parle encore d'une « bonne oreille » pour décrire le cardiologue réputé ? On préfère les résultats de l'échocardiographie, de la coronarographie computérisée et des prises de pressions intracardiaques en tout genre.

L'intérieur du corps humain devient accessible grâce aux reconstructions en trois dimensions des scanners, les endoscopes ; les caméras miniatures embarquées dans le corps humain parcourent les organes creux à la recherche d'anomalies suspectes. Demain, les outils issus des recherches en nanotechnologie nous renseigneront encore mieux sur l'intimité du fonctionnement de notre corps. De tels outils nouveaux modifient profondément les rapports entre soignés et soignants parce qu'ils deviennent les objets de la vérité. Ce sont eux qui transmettent l'information, ce sont donc eux qu'il faut croire. Un taux anormal d'un marqueur biologique lors d'une prise de sang vaut plus, aux yeux du malade, que la suspicion d'une anomalie par la palpation ou l'auscultation du médecin. Dans le premier cas, le chiffre est objectif et quantifiable, donc sacralisé ; dans le second cas, la main reste subjective et non transmissible, donc incertaine.

Le chirurgien lui-même, dont l'action manuelle modifie l'anatomie humaine par son intervention directe sur les organes, vit, jusqu'à il y a peu, son aura grandir en fonction de la difficulté des opérations qu'il entreprenait. On disait : « À grand chirurgien, grande incision. » En 2007, on ne parle plus que de chirurgie *minimaly invasive* où l'homme de l'art se détache de la traditionnelle table d'opération pour effectuer ses gestes à distance sans effraction ou presque.

L'avènement de la cœlioscopie (*coelios* : « cavité » ; *scopein* : « examiner »), technique qui consiste à opérer sans ouvrir le corps, en faisant appel à des trocarts au travers desquels sont passés les instruments, parachève cette évolution. La vision de l'anatomie est virtuelle, reportée sur un écran de télévision, et la main ne touche plus l'organe, elle le « télémanipule ». Cette technique innovante considérée comme dangereuse entraîna la poursuite de Louis Mouret, chirurgien lyonnais pionnier en la matière, devant le Conseil de l'Ordre par ses collègues pour charlatanisme, après avoir enlevé un appendice et une vésicule biliaire malades sans ouvrir ses opérés. Nous étions en 1987, il y a vingt ans !

Poursuivant leur quête à l'efficacité, les chirurgiens se mirent à relier les instruments de cœlioscopie à des bras télécommandés que dirige l'opérateur avec de petites manettes fixées sur une console à distance de la table d'opération. Nous sommes entrés dans l'ère de la chirurgie Nitendo. Cette *média-chirurgie,* avatar ultime de la *média-médecine,* était inconcevable il y a vingt-cinq ans. Pourquoi avoir ainsi quitté le champ artisanal de l'acte opératoire ? La main fait-elle moins bien que le bras télémanipulé ? Tout simplement parce que, dans certaines conditions, ces instruments improprement appelés « robot », dont ils n'ont aucune des capacités, optimise notre gestuelle : ils travaillent sans contraintes d'axes ni d'angles. On pourra demain les désactiver automatiquement, si l'opérateur s'approche trop de structures anatomiques à conserver.

La télémanipulation nous aide donc à faire mieux, n'en déplaise aux traditionalistes en mal de passé glorieux. La machine a toute sa place dans l'arsenal chirurgical moderne, et le savoir-faire, grâce aux simulateurs, avec lesquels on peut répéter les gestes à l'infini, pourra être délégué à des intervenants spécialisés non médecins.

Autre élément d'étonnement : en cœliochirurgie (*cœlios :* « cavité »), l'image même des organes, que l'opérateur visualise avec une caméra, est virtuelle, anatomie télévisée dont on peut modifier la magnification, les couleurs, le contraste, la brillance – bref, la transformer, alors que l'organe reste le même, inchangé. Avec la vision en trois dimensions, nous sommes entrés dans l'ère de la réalité augmentée *(augmented reality)*. L'œil n'est plus l'organe maître qui reconstitue les images. Le pixel devient roi. Les capacités de la physique et de l'informatique relèguent la rétine au simple rôle d'organe de relais, de l'objet à regarder.

Étape ultime avant que l'on ne sache les dissoudre, on casse les calculs rénaux sans ouvrir, en utilisant les lithotriteurs, ces machines génératrices d'ondes de choc parfaitement focalisées sur la pierre qui l'ébranle et la fragmente à distance.

De telles prouesses résultent de la combinaison de techniques sophistiquées de visée de la cible et d'agents physiques de destruction. La *média-chirurgie* atteint ainsi sa plénitude opérationnelle grâce aux progrès des techniques de l'information : voir, c'est déjà gagner la partie contre le mal. La recombinaison des images du scanner permet de reconstruire un organe comme le foie et de calculer la bonne trajectoire pour atteindre une cible qui s'y trouve profondément enchâssée. Entourée de nombreux vaisseaux sanguins et biliaires, la tumeur peut être difficile à extirper. En plaquant les images du scanner sur l'écran du champ opératoire, tout en suivant le trajet des instruments télécommandés vers la cible à détruire, la *média-chirurgie* améliore la précision de la dissection.

La *média médecine* bouleverse tout autant le vécu du malade que la pratique du médecin. En apprenant qu'il est atteint d'un cancer sans en souffrir, information d'autant plus violente qu'il y a pas de signes annonciateurs, l'homme qui se croyait sain bascule d'un coup dans l'angoisse de la finitude personnelle accélérée. Il plonge dans la dysharmonie de son propre corps sans pouvoir localiser le mal ! Un simple prélèvement de sang pour doser le PSA (Prostatic Specific Antigen) le range derechef dans la catégorie des hommes en danger, pas encore vraiment malade mais au moins suspect de l'être ! Fini, le toucher rectal dont la fiabilité laisse à désirer.

La toute-puissante clinique sur laquelle des générations de médecins se sont fondés pour agir s'estompe au profit du dosage et de l'image. Comment serai-je malade si je ne souffre pas ? Et, si je suis atteint, montrez-moi au moins les stigmates biologiques ou les anomalies de la radio qui objectiveront mon état. La main qui palpait le corps à la recherche d'un trouble clinique ne sert plus à rien, elle ne fait au mieux qu'estimer une situation, alors que les chiffres et les images objectivent le mal en le quantifiant.

De la clinique, reine du savoir médical, ne reste que l'interrogatoire du patient : l'anamnèse. Grâce à l'histoire qu'il vous raconte, le malade vous donne bien souvent la clef du diagnostic. S'exprimer, dire son vécu, apprend énormément au médecin. Parce que les pathologies sont détectées à un stade précoce, l'examen clinique devient de moins en moins « parlant », sauf dans certaines spécialités comme la dermatologie. Que fait le neurologue aujourd'hui ? Il regarde les planches anatomiques que lui fournit la résonance magnétique nucléaire pour localiser parfaitement les lésions cérébrales. La finesse clinique qui faisait sa qualité, repérant le moindre détail, traduisant l'atteinte de tel ou tel nerf crânien, s'efface sur le négatoscope au regard du cerveau reconstruit par les ondulations des ions hydrogènes sous l'effet d'un puissant champ magnétique !

Lorsque j'étais jeune interne, nous palpions les gros cancers du rein en mettant une main sur le ventre et l'autre dans le dos pour faire ballotter la masse entre nos mains. Nous appelions ce geste le « contact lombaire ». Puis, le diagnostic de tumeur rénale fait, nous opérions sans vraiment savoir sur quelle tumeur nous allions tomber. Dans près de 10 % des cas, nous reculions une fois le ventre ouvert car les lésions étaient trop diffuses pour espérer une quelconque guérison.

Aujourd'hui le malade consulte avec l'échographie qui détecte la petite tumeur de 20 mm, en me la montrant bien : « Vous voyez, elle est là. » Une fois le scanner réalisé qui ne montre pas de diffusion du mal, j'opère en enlevant juste la tumeur, laissant intact le rein restant. Ainsi va la clinique qui, née au début du XIXe siècle, propulsa la médecine au firmament, pour aujourd'hui, lentement agoniser sous les coups de boutoir de la biologie et de l'imagerie. Michel Foucault l'aurait-il imaginé ?

La *média-médecine* s'engouffre encore dans le monde virtuel de la Toile et de la connaissance partagée : l'ordinateur libère notre mémoire et, médecin comme malade, avons accès aux mêmes données scientifiques contenues dans le même disque dur. D'où vient alors la différence ? Dans un cas, je suis celui qui non seulement sait, mais encore qui acquiert l'expérience au fur et à mesure des malades qu'il traite. Dans l'autre, je suis celui qui, atteint au plus profond de lui-même, s'en remet au premier. La vraie valeur du médecin tient non pas à son savoir intellectuel, mais bien à son expérience pratique. Le miracle des mégabits des systèmes informatisés renforce le prix de cette expérience, en aidant le médecin à trier les informations nécessaires à sa décision, mais ne la remplace pas.

Les avis et autres discussions via Internet, entre médecins, entre malades ou entre médecins et malades se multiplient. Le trafic médical est le deuxième après celui du sexe ! Des laboratoires de recherche entre eux jusqu'aux sites internet grand public, comme le français Doctissimo, reçoivent chaque jour 1 million de visiteurs. Créé par un chirurgien il y a une dizaine d'années, ce site permet d'obtenir une foule d'informations médicales ou paramédicales accessibles au plus grand nombre. Les malades ou leur famille s'informent, discutent entre eux, prennent des avis. Aux États-Unis, les consultations de deuxième avis par Internet sont fréquentes et payantes. L'acte médical est dématérialisé, vidé du contenu qui le définissait. Nous devons le repenser dans sa complexité cybernétique. La quasi-totalité des documents du dossier médical peut voyager à grande vitesse sans dégradation de l'information. Images des radios, scanners et autres échographies, bilans biologiques en tout genre, photos microscopiques de l'examen anatomo-pathologique des tissus, opérations chirurgicales, toutes informations disponibles, quels que soient le lieu et l'heure, sont transmissibles. Nous sommes entrés de plain-pied dans la globalisation médicale. On régule, on décide, on intervient à distance. Des cabinets de radiologues se sont créés, permettant d'analyser les images transmises par Internet à des experts situés parfois à des milliers de kilomètres de l'hôpital où est effectué l'examen. Les spécialistes lisent les radios, minute après minute, et signent à distance le compte rendu.

En 2002, une équipe française a réalisé une ablation de la vésicule biliaire par cœlioscopie. L'opérée était à Strasbourg et le chirurgien à New York ! Pourquoi faut-il tant de temps pour accepter les outils modernes d'une prise en charge médicale qui ne repose plus uniquement sur l'habitude de sonner le « docteur » pour un oui ou pour un non ? Qu'avons-nous fait du projet de Dossier médical partagé, immense gâchis d'énergie et de finances mal utilisées, alors que tout plaide pour informatiser les données personnelles qui concernent chacun d'entre nous, au cas où nous en aurions besoin éventuellement en urgence.

Au lieu de quoi, on tergiverse sur le niveau de discrétion acceptable dans la collection des données ! Mais combien de malades voudraient cacher quelque chose à leur médecin, leur vrai médecin ? Un infime pourcentage d'entre eux. Moyennant quoi, à défaut d'avoir créé un premier dossier informatisé simple, on reporte ce chantier indispensable à une amélioration de la qualité médicale.

Plus troublante apparaît la puissance des systèmes informatiques actuels. Utilisés comme aide à la décision, ils facilitent le choix diagnostique ou thérapeutique. En entrant un nombre considérable d'informations personnelles, les systèmes de *neural networks* qui imitent les connexions neuronales multiples de notre cerveau, avec ses capacités de multiples circuits courts et longs et de *shunts,* aident à la prédiction d'un risque donné pour un individu précis. Sur la base de résultats purement statistiques, ces systèmes agiront comme des experts muets dans le choix du traitement, sans même approcher le malade, dépossession du savoir médical personnel au profit des bases de données computérisées.

Ainsi, le médecin court à sa propre perte au fur et à mesure que la médecine elle, affiche son efficacité. Ce paradoxe apparent ne traduit que les errements dans lesquels les techniques ont entraîné les hommes en blanc. Faute d'évoluer en même temps qu'elles, ils se sont laissés enfermer dans un rôle qui n'est pas fondamentalement le leur. Le moment est venu de retrouver celui-ci. Faut-il savoir faire le bon geste pour conseiller au mieux le malade qui s'adresse à vous ? L'expertise n'est-elle pas la quintessence du métier que j'exerce ? Et cette expertise demande-t-elle de réaliser soi-même le geste salvateur ? Décider, puis faire faire et, enfin, analyser le résultat, tel est le métier futur qui nous attend alors que se dessine le rôle croissant de l'ingénieur, de l'informaticien, du chimiste, du biologiste, du généticien, du nanotechnologue et de l'assistant médical, les nouveaux métiers de la santé.

L'expérience médicale, l'empathie, la prise en charge, au sens trivial du terme, où le médecin porte le malade sur ses épaules le temps de la guérison ou de l'accompagnement vers la mort, ces qualités intrinsèques du médecin se sont effondrées sous le poids des technologies. Loin de moi de refuser ces progrès, le chirurgien que je suis en profite tous les jours pour le bien des malades. Bien utilisées, elles libèrent la possibilité de redonner au médecin la double fonction de décision compétente et d'humanité, surtout d'humanité qui doit être la sienne, car être personnellement aux autres dépasse de loin le seul savoir scientifique pour rejoindre le religieux au sens de *religere,* de « relier ». Être un bon médecin est nécessaire, mais devenir un médecin « bon » est préférable.

Aujourd'hui, les techniques et leurs développements industriels ont pris la place de l'antique, l'incantation divinatoire, puis plus récemment celle du colloque singulier. L'efficacité quantifiable, analysable et donc évaluable de la *média-médecine* gomme l'expérience médicale personnelle, et la médecine par les preuves fait peu à peu le lit du principe de précaution et de l'assurance àtout-va. L'aléa ou l'erreur ne sont plus acceptés lorsque tout peut se prévoir, et les sommes d'argent englouties pour gagner un petit pour-cent de sécurité ou d'efficacité, croissent de façon exponentielle sans que nous osions poser la question de savoir si ces moyens financiers ne pourraient pas être mieux utilisés à d'autres causes tout aussi utiles, ou à tout le moins dans une organisation plus adaptée de la chaîne des soins.

Ce rêve d'immortalité coûte de plus en plus cher aux sociétés développées qui refusent la mort annoncée, organisée, vécue. On s'acharne encore trop sur les corps meurtris des malades en réanimation, refusant une fin naturelle, celle de l'épuisement des ressources vitales personnelles. On quitte aujourd'hui la vie le plus souvent bardé de tubes, de tuyaux et autres drains, alité dans une chambre où clignotent et sonnent sans relâche les alarmes des appareils d'assistance. Il s'agit d'un vol de la mort communément accepté par nos sociétés riches. On dépersonnalise l'être malade en le faisant redevenir simplement l'*humanis fabrica* de Vésale, la machine humaine qui bat et respire au rythme de l'insufflateur et des bips du cardioscope. Situation absurde, alors que les mêmes techniques créent en réalité les moyens d'une médecine de la personne. Loin de vider la médecine de sa spécificité compassionnelle, la technique la lui restitue à condition de l'utiliser avec sagesse.

Les changements nécessaires dans l'organisation des métiers de la santé sont là, devant nous, mais nous refusons de les voir, aveuglés par les habitudes. La *médiamédecine* appelle une révision complète de nos systèmes d'éducation, de prévention et de soins. De la formation initiale aux modes de rémunération des acteurs, nous devons tracer les nouvelles pistes que nous ouvre l'usage apprivoisé des outils de la modernité.

Le point principal de changement tient à ce que le médecin verra son domaine d'action se modifier dans une complémentarité partagée avec de nouveaux acteurs du système de sanitaire jusqu'aux soins les plus pointus.

Dans la mesure où nombre de tâches médicales ne nécessitent plus le flair d'antan, la délégation de nombreux gestes à des personnels non médicaux s'imposera peu à peu. Ces assistants médicaux sillonneront les campagnes en alternance avec les médecins, pour participer à la régulation des demandes médicales, réaliser certaines échographies, interroger et examiner les malades, surveiller la bonne observance de leurs traitements, les éduquer, les rassurer. Des assistants chirurgiens réaliseront des portions d'actes opératoires qui demandent parfois une grande technicité reposant sur un seul geste. Ils pourront aussi réaliser des opérations superficielles et simples. S'agit-il de remettre dans le circuit de soins les « officiers de santé » ? Formés dès le Consulat en 1803 pour répondre à la désertification médicale de l'époque dans les campagnes encore très peuplées, ces auxiliaires médicaux subissaient une formation plus courte que celle des futurs médecins et ne pouvaient exercer que dans le département où ils étaient inscrits. Sont-ce les mêmes qu'il faut réhabiliter ? Il n'en est rien, car les futurs assistants médicaux disposeront des qualifications nécessaires régulièrement évaluées et ils pourront s'appuyer sur toutes les ressources de la technique facilitatrice.

La *média-médecine* permettra la mise à la disposition jusque dans les fermes isolées des hameaux les plus reculés des zones de France, les outils de la modernité médicale. L'utilisation de cabinets médicaux mobiles reliés par Internet (télémédecine) à des centres experts assurera la couverture médicale nécessaire, grâce aux images transmises par webcam. Les examens biologiques seront prélevés sur place et les images des échographies, scanners ou autres examens radiologiques seront télétransmises de l'infirmier assistant radiologue au praticien local tout comme à l'expert référent à l'hôpital. Ainsi, loin de croire à une perte d'efficacité, la *média-médecine* renforcera l'accès à des soins de qualité pour tous sur la totalité du territoire.

En fait, nous assistons à une redistribution des cartes des métiers de la santé d'une autre ampleur, redistribution dans laquelle le médecin prendra toute sa place d'expert, mais rien que sa place d'expert au lieu de continuer à jouer avec les instruments et appareils qui, en même temps qu'ils faisaient la puissance de la médecine, ont conduit à la perte inexorable du « bon docteur ». Lorsque les premières voitures roulaient sur des routes empierrées, les pneus, fragiles, crevaient régulièrement, l'éclairage à acétylène restait pâle et la direction dure à tenir. Passer les vitesses relevait de la prouesse et le démarrage à la manivelle se soldait parfois par un poignet fracturé. Le chauffeur était donc de mise. Qui ne conduit pas sa voiture aujourd'hui, handicapés compris !

Voilà le but : tendre au retour à l'essentiel médical débarrassé des oripeaux scientifiques, reprise de la relation intime entre soigné et soignant dont aucune statistique ne décline ni la sensibilité ni la spécificité. Libérer le professionnel de son masque technique pour lui rendre sa seule valeur ajoutée, la confiance. Les connaissances et le savoir-faire ne forment, en fin de compte, que le socle de ce qui caractérise le médecin. Ils sont les plus faciles à acquérir et donc à transmettre ou transférer. La confiance, elle, ne s'apprend pas. Elle est consubstantielle à l'être médical.

La *média-médecine* nous oblige aussi à revoir de fond en comble le cursus de formation initiale des étudiants. La sélection par les sciences dures qui existe aujourd'hui est un gâchis humain inacceptable. Pourquoi perdre un an, et le plus souvent deux pour ceux qui redoublent avec des chances de succès encore plus minces ? Les associations d'étudiants auraient-elles perdu la tête à refuser une sélection dès l'entrée en première année ? Ouvrir la médecine à des littéraires qui ont le sens de l'humanisme et à des reçus au bac technique qui ont le savoir-faire manuel et l'esprit technique est un impératif qui ne se discute plus. Prévoir un oral est tout aussi important pour celles et ceux qui se destinent à un métier de contact humain.

Former les étudiants au futur métier de médecin passe encore par la création d'écoles de médecine, adossées aux universités qui ne sont pas adaptées à l'apprentissage d'un métier. Dans ces écoles d'application seront enseignées les clefs de la pratique médicale du généraliste et les différentes spécialités selon des filières parallèles mais distinctes dès la troisième année. Une fois la licence acquise, le master de deux ans préparera les futurs assistants médicaux dans des filières diverses : médecine générale, médecine spécialisée, psychiatrie, médecine interventionnelle, y compris la chirurgie, santé publique et épidémiologie, recherche médicale, industrie médicale dont nous avons tant besoin, puis le doctorat complétera cette formation des futurs médecins dans leurs filières. Fini l'absurde examen national classant, tant pour le jury que pour les candidats. Régionalisons les cursus. Raccourcissons la durée des études, grâce au développement des cours par Internet et à l'apprentissage sur simulateur.

Les gestes d'urgence sont dès maintenant appris à l'aide de mannequins qui possèdent presque toutes les constantes d'un corps humain. On s'entraîne à bien masser le cœur, à intuber un blessé, à réaliser tous les gestes qui sauvent, surveillé par des capteurs qui renseignent sur l'efficacité des actes pratiqués que l'on peut répéter indéfiniment. Les jeunes chirurgiens répètent déjà leurs gestes grâce à des simulateurs qui les entraînent à la réalisation des sutures. L'enseignement et la transmission du savoir sont bouleversés par l'irruption de ces nouveaux outils.

La *média-médecine* favorisera le regroupement des professionnels de la santé dans des établissements où exerceront les différents corps de métier reliés entre eux par le fameux dossier personnel du malade disponible en temps réel, grâce à l'informatique.

La *média-médecine,* c'est aussi revoir le mode de paiement des médecins. La rémunération à l'acte par la multiplicité des tâches de non-soin qu'assure le médecin actuel ne correspond plus à la reconnaissance du travail accompli. Ces temps de non-soin (le temps au téléphone ou sur Internet, le temps de l'évaluation, le temps de la formation tout au long de la vie, etc.) devront être financés autrement, dans le cadre d'un « contrat de carrière médicale » où, selon son âge et ses disponibilités, le médecin assurera plus de soins ou plus de tâches administratives.

La *média-médecine* interviendra enfin de façon croissante dans la collection et l'analyse des milliards d'informations que contiennent les ordinateurs des caisses d'assurance maladie, les autres milliards d'informations que détient l'Agence technique d'information hospitalière, les données colligées par les DRASS et DDASS, celles des multiples agences sanitaires en tous genres. Nous sommes sans doute l'un des pays les mieux dotés au monde en données médicales nationales, régionales et locales, et personnelles. Malheureusement dispersées dans un fatras d'organismes qui conservent jalousement leurs trésors, au lieu de les partager dans une optique d'amélioration constante de la prévention et du soin, ces mêmes données ne servent qu'à une analyse à la petite semaine de la réduction du « trou de la Sécu ».

Les assureurs complémentaires et les mutuelles qui participent au financement de notre protection sociale n'ont même pas le droit de connaître ce pourquoi ils paient. La *média-médecine* est seule capable de relever ce défi de la connaissance géo-sociologique des maladies, préalable à toute mise en place d'une politique efficace de prévention et à une réorganisation intelligente des soins sur le territoire.

Qu'avons-nous fait depuis cinquante ans ? Simplement répondu à la demande de plus en plus sécuritaire des malades, par un surcroît de tâches secondaires à réaliser par les médecins, comme si la moindre décision, la plus simple écriture ou le plus facile des gestes à accomplir devait immanquablement mobiliser l'homme de l'art. Demain on recherchera des médecins portiers d'hôpital au cas où quelqu'un se présente et se cogne dans la porte en verre du hall d'accès !

Inversons cette tendance néfaste à la surprotection stérile et libérons les énergies. La *média-médecine* servira utilement la population au prix d'une révision complète de l'organisation des soins, de l'éducation et de la prévention sanitaires. Moins nombreux, concentrés sur la décision et l'action complexe, les médecins dits généralistes – en fait, les médecins traitants –, formeront 65 % de la population médicale globale. Ils et elles exerceront en groupe et les spécialistes médicaux, dont la délégation d'actes est la plus facile, ne représenteront plus que 20 % des médecins alors que 15 % assureront les gestes interventionnels les plus complexes.

Actuellement il y a autant de spécialistes que de généralistes, et cette mauvaise répartition des tâches a inexorablement entraîné une dégradation des responsabilités dans la chaîne de soins : l'infirmière change les draps, ce qui est le travail de l'aide-soignante ; le médecin généraliste prend la tension artérielle, ce qui est le travail de l'infirmière ; et le spécialiste fait le diagnostic, ce qui est du ressort du généraliste !

La vision dramatique d'un déficit médical en 2025 n'est que le reflet d'une absence totale de mise en perspective d'une nouvelle organisation des soins et de l'émergence des nouveaux métiers de la santé : qui doit faire quoi, à quel moment, dans quel but ? Telle est la question clé à laquelle nous n'avons toujours pas répondu.

Revoir le cursus de formation, répartir autrement les professionnels sur le territoire en fonction des besoins, les honorer à la hauteur de leur responsabilité et de leur engagement, accélérer les formations d'assistants et d'ingénieurs médicaux, préciser ce qui revient au médical et au social, évaluer les résultats et redéfinir les responsabilités dans un cadre systémique et non plus individuel, relancer l'industrie des matériels médicaux et renforcer celle du médicament, voilà les vrais défis que génère l'irruption des technologies appliquées à la médecine depuis la première auscultation de Laennec, il y a près de deux siècles.

Le temps du salut correspondait à l'issue honorable des êtres à l'époque des monothéismes triomphants. Puisqu'on ne pouvait rien faire contre le mal, on se consolait en pensant à l'au-delà meilleur, à la résurrection des corps glorieux, au paradis où il ferait bon nous retrouver. Il y a deux siècles, la naissance de la clinique signa le temps de la santé avec l'émergence d'une physiopathologie à la précision croissante, génératrice de soulagement et de guérison. Ces progrès appelèrent le développement d'une protection socialisée des individus qui s'étendit dans les pays industrialisés sous des formes variables.

Alors que nous évoluons d'un religieux collectif vers une individualisation de la personne laïque comme entité propre et indépendante, sous l'effet de la sécurité croissante du monde ambiant, en médecine nous faisons le contraire. Le praticien solitaire disparaît au profit d'une prise en charge des malades par des groupes de professionnels médicaux, paramédicaux et sociaux qui devront travailler toujours plus ensemble, dans une démarche d'évaluation permanente de la qualité médicale qui s'en trouvera améliorée.

L'émergence de la *média-médecine* inaugure en fait l'ère du *bien-être* qui déborde le seul champ du sanitaire pour rejoindre celui de l'épanouissement personnel et collectif. D'objet de soins, l'homme devient sujet de sa santé et de son bonheur. En nous préoccupant de plus en plus de l'amélioration de notre corps, nous inscrivons un changement profond dans notre vision des priorités personnelles. Auparavant, il ne fallait pas être malade ;

aujourd'hui, il faut être belle ou beau. On passe du « pourvu que » au « si je pouvais ». On quitte le temps de l'évitement pour rejoindre celui du désir.

Ce changement se traduira par une plus grande responsabilisation individuelle et collective des acteurs, consommateurs comme producteurs, prescripteurs et régulateurs de bien-être qui tous, par leur participation à l'instauration de cette jouvence nouvelle, joueront dans la même cour au jeu du bonheur partagé jusqu'à la prise en charge de la dépendance.

Les malades demanderont des prestations de plus en plus efficaces et sûres, et les médecins, en réponse, leur offriront des méthodes de plus en plus chères parce que sophistiquées et personnalisées. Sans une mise en perspective à moyen et long terme de cette inéluctable évolution, aucune des soi-disantes réformes de notre système de protection sociale ne pourra réorganiser durablement, et pour le bien commun, l'accès à des soins de qualité pour tous, sans discrimination de lieu, d'information ou de moyens financiers.

La réponse à une telle demande est uniquement politique, car les moyens de la *média-médecine* sont à notre disposition, prêts pour réussir ce pari fou d'une présence à l'être malade renforcée, tout en étant équitablement partagée. Ce n'est que très secondairement une question de finances, c'est avant tout une question d'adaptation au monde actuel, grâce aux outils du progrès.

La clinique comme méthode en psychanalyse

Monique David-Ménard

On reproche souvent à la psychanalyse d'être une clinique, c'est-à-dire un art qui ne sait pas transformer ses hypothèses de travail en procédures soumises aux évaluations statistiques et généralisables. Éric Kandel, dans deux articles parus en 2002 dans *L'Évolution psychiatrique*[1], ne voyait ainsi d'avenir pour la psychanalyse qu'à la condition qu'elle puisse satisfaire aux critères de la communication scientifique, c'est-à-dire qu'elle puisse sortir de la singularité des cas qu'elle traite sous une forme non rigoureuse.

De quelle manière la clinique est-elle liée à l'individualité du cas, et qu'appelle-t-on « cas » en psychanalyse ? Que la présence d'un patient ou d'un analysant soit indispensable pour qu'un travail d'analyse se fasse est une évidence mais qui, comme toute évidence, mérite d'être mise à l'épreuve : car de quoi est faite la présence d'un patient ? Dans le lieu de la cure, il vient, en effet, porter et déposer les souffrances, les angoisses et les plaisirs en impasse dont il parle à l'analyste mais aussi qui

---

1. É. Kandel, « Un nouveau cadre conceptuel de travail pour la psychiatrie ? » et « La biologie et le futur de la psychanalyse : un nouveau cadre conceptuel de travail pour une psychiatrie revisitée », in *Les avancées scientifiques en psychiatrie. L'Évolution psychiatrique*, Paris, Elsevier, vol. 61, janvier-mars 2002.

se répètent dans l'espace de la cure de manière telle que devient déchiffrable la détermination de ses symptômes ; mais, en même temps, l'imprévisibilité, dans l'espace clinique, de ce qui échappe à la détermination est aussi importante dans la répétition transférentielle que ce qui est déterminé et anticipable. J'appellerai donc clinique le dispositif qui permet l'accès à ce mélange très particulier du déterminé et de l'inconnu que réalise une cure analytique ; qui permet aussi l'intervention sur cette articulation. Par là, le caractère immédiat de la mise en présence d'un analyste et d'un analysant sera peut-être mieux compris dans ses enjeux.

Une première partie de mon exposé consiste à préciser de quelle manière un analyste compte sur la clinique psychiatrique, quand et comment, du point de vue même des cures analytiques, la clinique psychiatrique est parfois requise.

Dans un second temps, je préciserai la différence entre clinique et recherche en médecine et en psychanalyse, en réfléchissant sur ce qu'on appelle l'individualité et la singularité dans ces pratiques cliniques.

Le point commun de ces deux questions sera de considérer les limites du savoir et du pouvoir de l'analyste comme la condition de l'efficacité de la clinique.

1. QUAND ET COMMENT ADRESSER À UN PSYCHIATRE UN PATIENT EN PSYCHANALYSE

À quel moment d'une cure analytique l'éventualité d'une consultation psychiatrique surgit-elle ? Je prends comme exemple la cure d'une femme qui n'est pas psychotique, mais qui traverse une période de grand trouble personnel, mêlée à un épuisement consécutif à une longue période de surmenage professionnel. Les deux facteurs sont pour elle inextricablement liés et c'est le rôle, justement de l'adresse à un psychiatre, de permettre à cette personne de reconnaître comme distincts ces facteurs mêlés et, par là, de pouvoir traverser de façon profitable une période d'angoisse sévère liée à une transformation subjective.

Soit une femme jeune, Laurence M..., belle, élégante, distinguée sans affectation qui frappe d'emblée par son souci de perfection, même dans son apparence. Elle a commencé une analyse à 28 ans lorsque, pourvue de tous les diplômes qui lui permettent d'exercer un métier d'administratrice de groupes industriels, elle se sent néanmoins écartelée entre une exigence de performance qui lui enjoint d'être reconnue comme la meilleure partout et une aspiration à une activité qu'elle nomme « spirituelle ». D'emblée, la composante transférentielle de cette tension se formule à bas bruit lorsqu'elle exprime la crainte que l'analyste ne partage pas son aspiration à un « engagement spirituel ».

Perpétuellement insatisfaite, elle passe d'une fonction à une autre, à la fois parce que sa carrière l'exige, compte tenu, dit-elle, des standards régnant dans son milieu de travail, et parce que, justement, elle a un souci de réussite et de perfection qui l'empêche de se sentir en accord durable avec aucune des fonctions qu'elle occupe. Ce conflit s'exprime également dans sa vie personnelle, puisqu'elle tombe régulièrement amoureuse d'hommes qu'elle nomme des « loosers », elle qui se vit comme soucieuse de réussite professionnelle toujours plus brillante, et jamais assez brillante. « Je suis une tueuse », dit-elle pour caractériser son obsession d'obtenir toujours plus de pouvoir et de reconnaissance dans un milieu très concurrentiel. Ce qui a rendu possible l'analyse, me semble-t-il, est que la violence et le calcul froid qui colorent tous les actes qu'elle signe ne me sont jamais apparus comme des menaces. Il m'a toujours semblé qu'il s'agissait là d'un style de vie et d'expression provisoire que j'accueillais presque avec une tendresse incrédule. Quelque chose dans la subtilité de son intelligence démentait que cette dernière fût seulement au service d'un autoritarisme étroit et de la réduction de toute situation à un rapport de forces dans lequel il s'agissait de prouver son excellence en marchant sur le corps des ennemis.

La première partie de son analyse met au premier plan, sur la scène du rêve et des fantasmes, une violence qu'elle paraît assumer et dont pourtant les racines infantiles lui échappent : dans l'un de ses premiers rêves, elle se voit mettre sa mère dans la cuvette des w.-c. et faisant partir le corps en l'enfonçant avec le balai. « Du balai, du balai », c'est ainsi qu'elle décrit le repoussoir d'une imago maternelle présentée comme toujours déprimée et folle, et lui ayant imposé des conformismes sociaux dont pourtant elle est toujours tributaire comme si elle n'avait jamais eu la possibilité de s'en éloigner. Au cours de cette période, elle ne met pas en rapport le thème du balai et les sorcières de l'enfance. À l'occasion d'un rêve où une amie de sa mère la rattrapait dans une piscine où elle était en train de se noyer, elle évoque longuement une fausse couche de sa mère, juste avant sa naissance. Le couple de ses parents ne s'était jamais remis de la perte d'un embryon qui aurait été un garçon, leur seul espoir d'avoir un garçon. Elle réalise à quel point elle, venue juste après, s'est crue chargée de réparer cette perte d'un fils, bien autant auprès de son père que de sa mère, et elle met en relation son insatisfaction perpétuelle avec cette exigence à jamais impossible à contenter. Bien qu'elle manie la haine avec adresse, on la sent lasse de ses « victoires incessantes », lasse aussi d'instrumentaliser tous ceux qu'elle fréquente, ne se sortant des postes occupés et des rencontres de la vie que par des ruptures violentes. Dans son travail, ces ruptures prennent l'apparence de l'ascension sociale toujours plus marquée et dans sa vie amoureuse de ce conflit entre son souci de perfection et les relations passionnelles avec des hommes qu'elle appelle des « loosers ».

Après quatre années, elle rencontre l'homme « parfait » – plus de pouvoir qu'elle, aussi exigeant, et très séduit par sa beauté et son intelligence. Très vite, elle décide d'arrêter son analyse, traitant l'analyste comme un instrument parmi d'autres. Elle vient d'être appelée à un nouveau poste et n'aura plus le temps. D'ailleurs, elle a ce qu'apparemment elle voulait : elle a échappé, après la trentaine, au risque de ne pas trouver de mari et elle est promise à une existence brillante. Sur cette décision qu'elle impose, je n'interviens pas, attentive cependant à sa demande qu'elle puisse me rappeler ultérieurement.

Cinq années plus tard, elle souhaite reprendre ce travail car elle est dans une période de grand trouble : « Je passe mon temps à cocher des cases », dit-elle. Je m'ennuie avec mon mari, je n'étais pas faite pour la maternité (elle a eu entre-temps deux enfants, un garçon et une fille, « là aussi j'ai rempli les cases »). Mais elle vient de rencontrer un homme qui la trouble au point de perdre le sommeil. Comme ils sont engagés dans une activité commune de travail, elle se surmène de plus en plus, et ne sait plus comment s'arrêter. De plus, cela recommence : cet homme a, dit-elle, la réputation d'un homme sans femme, sans sexualité, « complètement pervers sans doute ou homosexuel », « laid », qui ne pourrait que la faire souffrir, mais elle admire ses qualités intellectuelles et artistiques. Ce qu'elle éprouve se déroule dans le plus grand secret, c'est pourquoi elle veut reprendre son analyse car elle n'y tient plus. Comme je ne peux la recevoir par manque de temps avant six mois, elle attend. Me rappelant sa manière d'instrumentaliser tout ce qu'elle rencontre, y compris son analyste, il me paraît plus favorable, de toute façon, de l'obliger à ce délai.

Lorsqu'elle revient, elle commence par une mise en acte qui la met hors d'elle-même : elle fait à cet homme une déclaration d'amour et de désir passionnée. Il reste distant et ambigu. Suit une période où elle se dit folle, accaparée au point de mettre en danger sa position familiale et sociale.

Un premier rêve suit son émotion devant les dessins de sa fille qui la représentent en Blanche-Neige morte à côté d'une poubelle où la petite fille a jeté tous les sacs à main que lui a offerts sa mère. À la séance suivante, elle parle, très angoissée, du rêve suivant : elle est spectatrice avide de scènes sexuelles entre hommes, d'un côté, et entre homme et femme, de l'autre, elle étant une Vénus sortant de sa coquille. En même temps, dans le rêve son visage pourrit, son nez tombe et elle se réveille effarée en criant « maman ». Elle a peur d'être folle, prise d'une impulsion à se jeter par la fenêtre. Peur que la reprise de son analyse la rende « folle comme sa mère » qu'elle avait toujours éloignée en devenant, elle, la personne normale et parfaite de la famille.

D'autres cauchemars mettent en scène un personnage maléfique, non seulement une sorcière au balai, mais surtout une figure de mort qui la menace. Et elle ne sait plus si ce qui la rend malade et lui enlève la possibilité de dormir, c'est le surmenage dans lequel elle s'est enfermée pendant de longs mois pour répondre, au-delà du raisonnable, à ce qu'on attend d'elle ou si elle est incapable de faire une analyse.

Je lui dis alors qu'il convient de ne pas laisser dans l'implicite cette extrême méfiance, soudain, envers son analyste, et que rien n'empêche qu'elle aille consulter un psychiatre qui lui dira s'il lui paraît pertinent de l'aider, en particulier à retrouver le sommeil et à traverser cette période d'angoisse extrême. Elle tient alors à ce que je lui donne moi-même l'adresse d'un psychiatre et se dit soulagée que j'aie pu accepter cela ; elle y voit la preuve que je sais ce que je fais, que je « dirige bien la cure ». Elle peut alors ajouter que, dans son entourage aussi bien familial que professionnel, on lui a dit : « Cette cure est mal dirigée » et qu'elle ne sait plus ce qu'il en est.

Cette jeune femme, dans cette période, ne peut pas faire la part de l'angoisse supportable et même nécessaire qui la saisit lorsqu'elle n'exclut plus d'elle-même ce que masquait sa violence de « tueuse », et de son surmenage.

Le médecin qu'elle a consulté a eu une intervention d'une grande justesse : il lui a dit qu'il était possible, en effet, de soulager son angoisse et de favoriser son retour à la capacité de dormir, mais que c'était à elle de décider si elle voulait s'engager dans un traitement médicamenteux. En même temps, il s'est situé par rapport aux choix de sa vie actuelle très différemment de moi, n'hésitant pas à lui dire qu'il trouvait très bien qu'on change de vie après un temps alors que ma position était plus neutre, mon seul souci, que j'ai explicité avec elle, étant qu'elle puisse supporter les choix qu'elle ferait, quels qu'ils soient. Il me paraît important, en écoutant la grande instabilité de son transfert, de formuler que l'analyste représente pour elle une menace qui tantôt veut l'empêcher de vivre en choisissant sa vie à sa place, tantôt, au contraire, épouse la rigueur de son mari.

Semaine après semaine, elle renonce à voir satisfaite sa passion tout en analysant, sans la renier, sa propre complexité et son attirance pour cet homme qu'elle voit comme un homme minable, sans sexualité ou homosexuel et convoité par d'autres hommes. « Je suis folle comme ma mère, dit-elle, j'ai toujours voulu me le cacher. »

Finalement le monsieur, après une grave maladie, revient vers elle. Suit une période de grand trouble. Elle rêve d'un appartement situé dans la rue où elle a habité juste après son mariage, une rue d'un quartier bourgeois de Paris. Mais en face de la maison, dans son rêve, il y a trois boucheries, étalant des viandes toutes plus dégoûtantes les unes que les autres. C'est une boucherie, dit-elle. Elle regarde l'espace intérieur de son appartement très « clean », au contraire, et bien aménagé. Sur le balcon, il y a un flacon de parfum qui risque de se briser en tombant. Le parfum l'amène à évoquer la vivacité et la subtilité des odeurs redécouvertes avec celui qui est à présent son amant. Elle m'accuse de vouloir faire tomber le flacon qui se brise en mille morceaux. Me voyant comme une figure maléfique, elle accuse l'analyste qui ne croit pas en elle. Puis elle rêve encore d'un « bébé bleu » qu'elle a dans les bras et qui ne peut pas vivre. Or cela lui évoque le tableau bleu, très fort en matières jetées sur la toile, qui est dans ma salle d'attente : « C'est comme si vous vouliez comme les autres que le flacon se casse en mille morceaux, ou que ce tableau bleu, dans votre salle d'attente, ne soit rien. Vous voulez que je sacrifie ce bébé. » Ce qu'on appelle clinique en psychanalyse est ce travail sur les aspects d'abord insupportables du transfert et qui, pourtant, sont la matière d'une invention.

Quelles que soient ses décisions à venir, en effet, le fil de sa vie est lié à cette invention, en rêve, de ces objets qui sont métonymiquement liés à des paroles de son amant sur son parfum. Le tableau bleu renvoie à son amour récent pour la peinture, liée aussi aux compétences de son amant. Je lui parle de ce qu'elle m'attribue comme volonté de choisir sa vie et de sa terreur.

L'intervention du psychiatre et le traitement médicamenteux ont permis à cette femme de supporter la violence du transfert qui la ramenait, expérimentalement en quelque sorte, à ces images de sorcières maléfiques qui voulaient sa mort. Affrontant sa crainte, exprimée très tôt dans la cure, par l'idée que l'analyste ne pouvait que s'opposer à son goût pour la « spiritualité », elle retrouve, avec l'homme rencontré récemment, cette part d'elle-même enfin découverte mais en quoi elle a du mal à faire confiance. Qu'elle m'accuse de l'empêcher de vivre lui permet pour la première fois d'avoir accès à ce qu'elle exclut d'elle-même. Or, pour traverser cette épreuve de reconnaissance, il fallait qu'elle retrouvât le sommeil et que les dangers qu'elle courrait en faisant une analyse pussent être confrontés à d'autres modes d'intervention, tel celui du collègue psychiatre. C'est à partir de cette double prise en charge qui aborde l'angoisse de deux manières distinctes, que l'analysante peut se repérer.

Il serait trop simple, d'ailleurs, de dire que le psychiatre intervient sur le corps et l'analyste sur le psychisme. Car c'est précisément le fait qu'un médecin se permette d'être plus directif, non seulement dans la prescription médicamenteuse, mais encopresur les avis qu'il donne concernant sa vie, qui permet à Laurence de situer autrement que comme une menace mortelle cette part d'elle-même dont la répétition transférentielle a été le catalyseur. Elle reviendra souvent, par la suite, sur cette impression qu'elle a eue qu'en lui permettant d'aller voir ce psychiatre je lui avais permis de limiter son angoisse, de confronter la scène de la psychanalyse à une autre, au lieu de se croire enfermée dans une spirale de destruction.

Le pouvoir de la psychanalyse suppose que soient donc aussi clarifiées ses limites, c'est ce que la singularité d'un seul cas permet de mettre en lumière au-delà du cas.

2. LA CLINIQUE DU TRANSFERT COMME MÉTHODE : DÉCHIFFRER CE QUI SE MET EN ACTE

C'est à l'importance de l'intervention d'un analyste qui part des limites mêmes de son pouvoir – qui sont aussi les conditions de son efficacité – que je voudrais en venir à présent. Ce qui apparaît en effet comme les limites du savoir d'un analyste sur ce que le patient, d'abord, répète dans l'espace de la cure sans pouvoir en parler, est curieusement la condition pour que le patient puisse résoudre les souffrances qui l'ont engagé à rencontrer un psychanalyste.

Cela impose de comparer le statut de l'inconnu dans les découvertes scientifiques et dans la psychanalyse.

Soit la cure d'un homme de 40 ans que j'appellerai Olivier Bourgeois pour signaler son côté « bien né ». Il avait entamé une cure à cause d'une alternance insupportable de moments où il est « en pointe », c'est-à-dire entreprenant, actif et reconnu dans ses initiatives, et de moments où il s'affaisse, sans pouvoir enrayer un effondrement soudain et répétitif. Lorsqu'un collègue parle dans une réunion, il tombe plus bas que terre, risque d'éclater en sanglots et voudrait disparaître. Souvent, dans les premiers temps de l'analyse, il arrive à une séance en se tordant de souffrance, son grand corps se recroquevillant dans un malheur hors de proportion avec l'occasion qui a provoqué le changement. Un psychiatre consulté lui avait dit qu'il était bipolaire, et lui avait conseillé un traitement médicamenteux. Comme Olivier lui disait qu'il envisageait de démissionner de son travail de juriste d'une entreprise internationale, et d'entreprendre une analyse, ce collègue psychiatre lui avait conseillé de ne pas prendre cette décision radicale. Olivier avait alors démissionné de son poste prestigieux, n'y tenant plus de cette alternance d'excitation et d'effondrement, favorisée par un travail où il ne trouvait rien, disait-il, de lui-même, et il était venu voir une analyste.

Ce qui caractérise cette cure, c'est d'abord, pour l'analyste que j'étais, le caractère longtemps indéchiffrable de la répétition. Certes, Olivier abordait les divers aspects de l'alternance insupportable qui rythmait sa vie : car il ne s'agissait pas seulement de son activité professionnelle. Il avait été marié, avait eu une fille puis avait divorcé sans qu'on sût bien pourquoi, sinon que sa femme lui imposait des décisions qui provoquaient aussi en lui ce sentiment d'être plus bas que terre. Puis il avait vécu avec une femme à qui le liait une forte attirance, intellectuelle et affective, mais leurs rapports tournaient régulièrement à l'affrontement et étaient marqués par une insatisfaction sexuelle presque constante : il ne supportait pas que le désir de sa partenaire ne suivît pas le rythme du sien et, dès qu'il sentait ce décalage, il « tombait plus bas que terre » comme lorsqu'il se décomposait dans une réunion de travail.

Ce patient savait que sa vie était marquée par un événement majeur survenu à 8 ans : son père, après un accident, était entré dans une maladie dégénérative de longue durée qui faisait de lui l'ombre de lui-même.

Cette difficulté avait accompagné la fin de son enfance et son adolescence ; tout ce qu'il y avait de vie et d'inventivité dans le cercle familial, chez les parents comme dans la fratrie, s'était assombri. Et Olivier reprochait violemment à sa mère d'avoir mal supporté la déchéance physique de son mari et de s'être réfugiée dans un rôle professionnel brillant mais artificiel. Tout cela était apparemment su, mais la manière dont ce trauma avait cheminé pour lui restait comme hors de portée.

Pendant ce temps-là, la situation de sa vie amoureuse se dégradait dans une violence excessive : sa nouvelle amie, le trouvant trop insupportable, avait fini par le quitter et s'était tuée dans un accident de voiture. Olivier réagit immédiatement en ayant une aventure avec l'homme qui était le meilleur ami de cette compagne, revendiquant la possibilité d'être homosexuel. Et comme je lui parlais de la complexité de cette relation qui était autant une manière de maintenir l'existence de son amie morte qu'une liaison avec l'homme dont elle avait été proche, il me savait gré de maintenir ouvertes les questions de son analyse, mais rien ne changeait. En particulier, ce qui restait étrangement stable dans l'espace du transfert, c'était justement son instabilité : avant la plupart des séances, Olivier téléphonait pour les déplacer, parfois une heure avant ou moins. Cette demande répétée paraissait très inopportune : quelque chose lui rendait impossible d'accepter un horaire, qui était à la fois dérisoire et impératif. Si je lui répondais que ce n'était pas possible, il s'arrangeait souvent pour venir, mais parfois j'acceptais sa demande de changement lorsque cela était possible dans mon emploi du temps, réalisant que cela ne servait à rien d'opposer toujours la même règle inflexible ; à rien, c'est-à-dire que ces demandes compulsives étaient tellement hors de ce qu'il entendait de lui-même qu'il convenait d'en approcher les enjeux inconscients par une autre méthode que le rappel constant d'une règle dont il manifestait, non pas qu'il voulait l'enfreindre, mais qu'elle était sans pouvoir sur les menaces constantes d'effondrement qui rythmaient sa vie.

Autre détail transférentiel à la fois net dans les formes de sa récurrence et opaque dans son enjeu : chaque fois qu'il allait mieux, cet homme manifestait un optimisme naïf, un engagement personnel dans l'affirmation d'un mieux-être à venir qui me fit lui dire qu'il avait le ton d'un « scout, toujours prêt », ce qui cadrait mal avec d'autres aspects de lui-même. Il n'était pas offusqué de mes tentatives pour approcher ce qui le faisait souffrir, mais rien ne changeait.

En même temps, même si je désespérais du pouvoir de l'analyse – ou de l'analyse avec moi – pour résoudre l'alternance de ses humeurs qui l'épuisait, je ne désespérais pas des capacités de cet homme, même s'il y avait un gâchis central qui rendait vaine la mise en œuvre de ses qualités. Dans son activité professionnelle, après une période où il avait eu l'idée de se consacrer à la peinture – ce qui renforçait son sentiment de solitude intenable, il avait successivement pris contact avec plusieurs entreprises dont il évaluait les possibilités de développement et aussi les dysfonctionnements avec une grande pertinence : certes, son instabilité favorisait les démissions successives des entreprises qu'il essayait, en quelque sorte. Mais il avait en même temps une grande pertinence dans ses évaluations et aussi du courage dans ses décisions. Comme s'il utilisait bien son mal-être et qu'il se servait du cadre de la cure pour oser ces engagements provisoires.

Après plusieurs années passées à colmater la répétition de ces accès de souffrance, j'en vins à désespérer du travail que je pouvais poursuivre avec cet homme. Je me demandais si l'analyse était le bon prisme pour recueillir ce que manifestait son instabilité ; certes, j'entendais bien qu'il fuyait quelque chose par sa difficulté à être là, aussi bien aux heures de ses séances que dans son rôle de père ou dans une position sociale, mais je ne saisissais pas comment le filtre du transfert pouvait changer la donne.

Après des semaines où j'essayais silencieusement de nommer comment mon écoute pouvait se situer par rapport à la monotonie de ce qui se répétait, je lui dis un jour : « On dirait que vous cherchez quelqu'un à désespérer. Vous n'avez pas pu désespérer votre père car il s'est effondré, ni votre mère car elle était pour vous inébranlable car trop puissante. » Je n'étais guère satisfaite de cette interprétation lourdement œdipienne, mais il me semblait urgent de situer l'analyse par rapport à l'inexorable de la répétition.

La séance suivante, il rapporte un rêve : « Une femme, avec un crayon pointu, perçait au cœur sa fille qui mourait donc et dont le corps était dépecé et mis au froid dans un réfrigérateur. Finalement, d'ailleurs, cette enfant, dans une autre scène, était à nouveau là et lui, Olivier, discourait avec un collègue qui faisait l'éloge de la montre de collection qu'il portait. »

Les associations le menèrent surtout à ce réfrigérateur : dans la maison de ses parents, il y avait un grand réfrigérateur, dans un couloir où se trouvait aussi le dressing-room de son père que tous appelaient la « pièce-placard ». Je me contente de lui dire « pièce-placard, cadavre dans le placard », et il se rappelle alors avec émotion les longues heures qu'il passait, enfant, devant le placard de son père à admirer ses costumes et ses chaussures. Habité soudain par une grande violence, il ajoute : « Mon père, je l'ai bouffé, j'ai en moi un mort-vivant. D'ailleurs ma fille a failli mourir en naissant et les examens médicaux ont montré une anomalie qui est peut-être une maladie génétique qui répète en petit celle de mon père. Je suis le trait d'union entre deux morts-vivants, c'est insupportable ! »

S'ouvre alors une période de l'analyse consacrée à revenir sur la certitude figée qu'il avait, contrairement à sa mère et aux autres membres de la fratrie, que son père allait se rétablir. Des amis d'enfance rencontrés récemment lui redisent qu'il faisait alors comme si tout allait bien – c'était donc cela, le « scout, toujours prêt », me dis-je –, alors que tout le monde savait autour de lui qu'une catastrophe avait frappé sa famille. Il revient sur ce qui, après la naissance de sa fille, a amené son divorce : il n'était jamais là, ne tenait pas dans son rôle de père et s'est mis à voyager de plus en plus loin.

Il commence aussi à parler beaucoup de l'importance, pour lui, d'être vu et du choix recherché de ses vêtements : il a un style fort différent de celui de son père : costumes à rayures parfois voyantes, coupes de couturiers japonais et baskets multicolores contrastent avec des tenues parfois plus sobres mais toujours soigneusement étudiées. Ces contrastes ne démentent pas son amour d'enfant et son admiration pour son père qu'il a gardés intacts au prix de ce qu'il nomme depuis un délire pendant toutes les années de son adolescence et de sa jeunesse. Il se demande s'il ne ferait pas mieux de se reconnaître homosexuel, puisque ses relations aux femmes tournent si mal, et revient sur la colère qui l'éloigne de sa mère dont il ne comprenait pas la froideur et la méchanceté auprès de son mari diminué. Elle n'a su se consoler que par son pouvoir de chef d'entreprise, voulant lui imposer à lui, Olivier, des idéaux inacceptables. Il revient alors aussi sur sa première démission professionnelle et sur la défiance de sa mère par rapport à ses velléités de carrière différente.

Dans cette période de tournant de la cure, il rencontre en même temps plusieurs femmes – l'une dont il dit qu'il ne pourrait pas la présenter à sa mère –, et une autre qui le fait rêver ainsi : il est dans la chambre de ses parents, sur leur lit avec sa nouvelle compagne – une femme d'une île lointaine. Les murs de la chambre sont lézardés et dans une fissure se trouve accrochée une araignée, prisonnière du mur. La femme est allongée sur leur lit et un dessin de sexe est peint sur son ventre. Il ne précise pas s'il s'agit d'un sexe de femme ou d'homme, mais il est évident qu'il s'agit de celui qui est visible. Son activité de plasticien connaît une période féconde après ce rêve. Et il revient sur sa passion d'être regardé, en particulier lorsqu'il danse, sur la passivité qu'il aime manifester avec une femme ou avec un homme, et il commente la rencontre avec cette femme, en disant, d'une voix sûre : « Nous avons fait l'amour, c'était fondateur ! » Puis il revient sur l'araignée du rêve prise au piège dans les lézardes du mur de la chambre parentale. La veille au soir, il a dîné avec sa sœur, cette sœur avec qui il se trouvait aussi, des années auparavant, lorsque la maladie du père s'est déclarée. Il avait alors entendu à la radio l'annonce de la mort du pape qui prenait, dans la bouche du speaker, la forme suivante : « Un nouveau pape est appelé à régner. » Et il ponctue d'un éclat de rire le rapprochement avec l'araignée du rêve.

Je n'irai pas plus loin dans le récit/analyse de cette cure, puisque mon objectif est ici de préciser ce que j'entends par « fonction de l'inconnu » comme condition du processus analytique.

Cela concerne d'abord ma position d'analyste, et ce qu'il y a de risqué dans le déchiffrement de la répétition. Je ne veux pas dire seulement que l'analyste peut toujours tomber à côté de la plaque lorsqu'il interprète. Je veux plutôt souligner que ce à quoi j'étais attentive depuis le début de la cure – « scout toujours prêt, il suffit d'être serviable pour que le pire s'arrange » – et que j'avais formulé très tôt sans savoir de quoi il s'agissait se mit en rapport pour l'analysant avec mon interprétation de transfert – « on dirait que vous cherchez quelqu'un à désespérer ». Pour moi-même, par contre, ces moments restaient distincts.

Cette avancée dans l'inconnu a à faire avec la manière dont l'analyste déchiffre certains détails transférentiels, mais sans savoir si cela rejoint quelque chose d'essentiel : telle est la portée de mon intervention sur la naïveté de son espoir, chaque fois déçu pourtant, que tout allait s'arranger chaque fois qu'il sortait de sa souffrance. De cette avancée dans l'inconnu participe aussi le risque de l'interprétation qui se sert du transfert de l'analyste, ici le manque d'espoir dans la capacité de la cure, pour faire le pari que la répétition est, néanmoins, la mise en acte de l'inconscient.

Autrement dit, si l'analyste savait d'emblée comment son patient l'utilise, son savoir serait sans effet car il n'y aurait pas de fonction dynamique de l'inconnu.

Mais ce premier point néglige un autre facteur : mon « désespoir » d'analyste a un côté technique : je désespère de la capacité de la cure à transformer la forme de ce qui se répète, ce n'est donc pas le même désespoir que celui qu'éprouve Olivier, même si je fais de l'un l'instrument pour rejoindre les enjeux inconnus de ce qui se montre dans la répétition. Il y a donc une dissymétrie essentielle dans le transfert. Ce que confirme aussi le fait que c'est pour l'analysant, et non pour l'analyste, que l'interprétation qui part de mon « désespoir » rejoint ma remarque sur sa naïveté. Il y a une dissymétrie entre l'analyste et l'analysant dans la mise en rapport des éléments signifiants que la prise en compte de la forme du transfert – c'est-à-dire de la répétition – permet d'articuler, alors que la répétition était muette. La psychanalyse est nécessairement une clinique car elle rend utile cette dissymétrie : il y a un travail de l'inconnu, une fonction positive de l'insu qui est essentielle pour que l'analysant puisse changer sa position et se reconnaître dans ce qui lui est opaque. Et c'est par rapport à cet insu que les protagonistes se situent différemment. Tel est l'enjeu de la « présence » d'un patient et d'un psychanalyste.

3. L'INCONNU EN HISTOIRE DES SCIENCES ET EN PSYCHANALYSE.
LA CLINIQUE CONSISTE EN PSYCHANALYSE À METTRE AU TRAVAIL UN FACTEUR INCONNU

C'est en ce sens que l'inconnu est mis au travail dans la clinique psychanalytique d'une manière différente de celle qu'on peut décrire en histoire des sciences.

À suivre certaines indications de Freud sur le caractère provisoire des concepts qu'il emploie, celui d'inconscient, par exemple, on se dit qu'il s'inscrit dans une tradition qui insiste sur la spécificité des objets à découvrir et sur l'importance des moments d'échec dans une recherche, ce qui n'est pas sans donner une fonction positive à l'inconnu, au non-compris.

La positivité des obstacles épistémologiques a été souvent soulignée sur l'exemple de la physique. Mais cette thèse bachelardienne vaut aussi ailleurs : on a beaucoup dit que Claude Bernard était l'inventeur de la « méthode expérimentale » en ce qu'il résumait la logique de ses découvertes par la triade « observation, hypothèse, expérimentation » ; or il s'agit là d'un résumé après coup rendant mal compte de l'histoire d'une découverte : Mirko Grmek, dans son ouvrage sur Claude Bernard et la méthode expérimentale[1], montre que ce dernier cherchait dans l'organisme animal un organe destructeur du sucre. Sur cette base, il aboutissait à des observations contradictoires, et seul le long séjour dans cette erreur lui fit comprendre que l'organe en question, le foie, était bien plutôt producteur de cette substance. Sa découverte est donc essentiellement la levée d'un obstacle lié à l'inconnu d'un domaine. À partir de ce moment fécond, mais dont il n'existe pas de méthode pour le régler *a priori,* se produit une extension possible de la découverte : la notion de sécrétion interne amena Claude Bernard à celle de milieu intérieur, ce qui fournissait une notion nouvelle de ce qui fait l'unité des êtres vivants.

Lorsque les épistémologues rencontrent le problème de la découverte, ou bien ils en font un phénomène historique et psychologique qui n'aurait pas de portée logique, ou bien ils admettent un hasard qui n'est pas un irrationnel mais une conjonction de deux déterminismes

---

1. M. Grmek, *Raisonnement expérimental et recherches toxicologiques chez Claude Bernard,* Paris, Droz, 1973.

séparés. On cite souvent, toujours à propos de Claude Bernard, l'intervention, dans sa découverte, d'un fait qui se présente « sans préparation ». C'est même cela qui lui faisait dire après coup qu'il commençait par l'observation. Un soir, en effet, quittant précipitamment son laboratoire, il avait laissé sur la paillasse un lapin mort ; et lorsqu'il fit, le lendemain, une nouvelle mesure du taux de sucre dans l'organisme, il trouva une élévation par rapport à la mesure de la veille. Ce fait devint le point de départ de ses découvertes sur la nutrition des carnivores et des herbivores, et de l'explication de la fonction exocrine du pancréas, justement parce que ledit fait était imprévisible. Le hasard, c'est un fait auquel « on n'aurait jamais pu penser ». Mais il est clair que cette indépendance du fait n'est pas absolue, puisque son importance vient de l'écart que le scientifique permet au fait d'introduire par rapport à un savoir antérieur. La découverte suppose cette capacité à faire de l'imprévu l'occasion d'une transformation des hypothèses. Le fait, donc, c'est ce qui trouble, qui réussit à troubler une théorie préalable. Est-ce de cela qu'il s'agit en psychanalyse ?

Les deux situations cliniques précédemment décrites permettent d'avancer ceci : l'hypothèse est que le transfert permet la répétition de ce qui est hors de la maîtrise, intellectuelle et pratique du patient ; qui est aussi, et parfois longtemps, hors du savoir de l'analyste et dont pourtant ce dernier a à repérer la configuration chaque fois très particulière, dans les détails qui entravent et donc ponctuent le dispositif proposé de la cure. D'une part, ce qui a fonction d'obstacle pratique au déroulement des séances devient l'élément où ce qui est déterminé mais insu dans la répétition peut acquérir une forme déchiffrable. D'autre part, il y a un facteur contingent dans ce que j'ai nommé la capacité d'invention du patient : rien ne déterminait Laurence à profiter d'un tableau bleu dans ma salle d'attente pour signifier en rêve à la fois l'événement d'une découverte d'elle-même à l'occasion d'une rencontre et la certitude que l'analyste ne pouvait qu'être une sorcière. Enfin, si la cure est autre chose qu'une suggestion, c'est précisément parce que ce facteur inconnu est d'abord au travail pour l'analyste sans qu'il ou elle en maîtrise la formule. C'est à partir des limites mêmes de son savoir qu'un espace nouveau est laissé libre pour le patient qui lui permet de réorganiser ce qui a déterminé ses symptômes. Constituer l'obstacle en obstacle intervient à la fois dans une découverte scientifique et dans la clinique, mais on pourrait dire que l'obstacle dans la clinique de la psychanalyse est déterminé sur plusieurs plans à la fois. Il revient à l'analyste de laisser se développer ces coordonnées de l'obstacle tout en en faisant un levier par une interprétation qui est aussi une intervention. Dans ce champ, faut-il le préciser, le savoir n'est jamais seul avec lui-même, il se forme aussi dans le registre des affects avec lesquels un analyste doit savoir jouer : j'ai souligné, à propos Olivier B. de le désespoir expérimental à partir duquel j'ai pu intervenir. Je pourrais rappeler aussi, à propos de la cure de Laurence L..., que la violence de sa haine a très tôt suscité en moi un sourire plutôt qu'un refus, même lorsqu'elle traitait l'analyste comme une serpillière, me disais-je. Car je ne croyais pas à cette violence de « tueuse ». Il m'est toujours apparu qu'il s'agissait là d'un style provisoire dans la formation des symptômes.

La psychanalyse est nécessairement une clinique car elle rend utile cette fonction multiple de l'obstacle qui est aussi un travail de l'inconnu. Une fonction positive de l'insu est essentielle pour que l'analysant puisse changer sa position et se reconnaître dans ce qui lui est opaque. Et c'est par rapport à cet insu que les protagonistes se situent différemment. Tel est l'enjeu de la « présence » d'un patient et d'un psychanalyste.

La psychiatrie clinique peut-elle disparaître ?

Daniel Widlöcher

On est tenté de dire que, s'il est un domaine de la médecine dont l'approche clinique ne peut disparaître, c'est bien celui de la psychiatrie. Comment imaginer que dans un avenir prévisible l'étude objective du cerveau, celle de ses structures, de sa physiologie et de son métabolisme puisse nous permettre d'identifier un désordre de la pensée ? L'esprit, dans son fonctionnement normal ou pathologique, n'est connaissable que par ce qu'il exprime par ses actes et ses paroles. La clinique psychiatrique est une clinique du comportement et de la subjectivité, elle montre comment l'homme malade mentalement se conduit et ce qu'il pense.

1. LA CLINIQUE PSYCHIATRIQUE ET LA MALADIE MENTALE

La première question qui se pose est précisément celle des limites et des classifications de ce que nous appelons la maladie mentale, et en quoi la clinique de la maladie se distingue ici de la normalité de la pensée. Très brièvement, rappelons ici que la psychiatrie, en tant que discipline médicale, a connu avant l'ère contemporaine deux grandes étapes en matière de classification des troubles mentaux. La première, très bien illustrée en France par Pinel et ses élèves, était une vue unitaire de la maladie mentale, folie ou aliénation mentale. La clinique de l'aliénation mentale se distinguait de la normalité mais présentait des formes diverses d'un même état pathologique. Après la découverte de la paralysie générale, maladie particulière par ses symptômes, son évolution et surtout ses origines et la nature de ses lésions cérébrales, on en est venu à une clinique pluraliste des maladies mentales s'inscrivant dans une perspective nosologique. La clinique psychiatrique devait prendre en compte cette pluralité et établir une classification. Il y a une cinquantaine d'années, cette classification reposait encore sur quelques fondements nosographiques, distinction entre troubles d'origine organique et troubles d'origine psychosociale, entre psychoses et névroses, entre symptômes et anomalies de la personnalité – bref, une nosographie « boiteuse », variable d'une tradition d'école à une autre (française ou allemande à l'origine), mais permettant un certain langage commun et donc, à quelques nuances près, une clinique identique d'une école à l'autre.

2. VERS UNE CLINIQUE INDÉPENDANTE DE LA NOSOGRAPHIE

À partir des années 1950, on a pu obtenir un renoncement progressif de la psychiatrie à établir un système nosographique applicable à tout le champ de la pathologie. Mais, faute de disposer d'un tel système, la clinique psychiatrique a continué de reposer en partie sur une certaine nosologie traditionnelle, complétée par des systèmes de référence autres, références au vécu subjectif de la personne, à ses rapports interpersonnels, aux relations sociales et, le cas échéant, à des critères physiques.

De nombreuses causes ont contribué à ce démembrement de la nosographie traditionnelle et à cet éclatement de la clinique.

1 / Stagnation de la pensée nosographique
En dépit de certaines tentatives de perspective synthétique unitaire, dont la dernière fut en France celle de Henri Ey, il s'est avéré impossible de fonder toute la clinique psychiatrique sur un modèle théorique unique.

2 / Découverte de médicaments puissants efficaces
C'est au cours des années 1950 que furent appliqués des médicaments aux effets thérapeutiques puissants mais dont il était difficile d'expliquer le mode d'action neurophysiologique et les cibles symptomatiques. Les progrès plus lents et plus récents de la génétique n'ont pas, jusqu'à présent, apporté d'avantage à une critériologie scientifiquement fondée. Force est de renoncer à légitimer une nosologie sur des bases biologiques et de s'en tenir à des critères de référence descriptifs.

3 / Contestation idéologique
Des courants idéologiques variés, de l'antipsychiatrie à l'approche phénoménologique, ont conduit à renforcer des approches globalistes, renonçant à toute véritable identification de signe ou symptôme, et donc à tout cadre nosographique. On pense ici, bien évidemment, à l'œuvre de Michel Foucault et à l'annonce d'une mort de la clinique.

3. LES PERSPECTIVES PRAGMATIQUES CONTEMPORAINES

La clinique psychiatrique a donc été fondamentalement modifiée par la perte d'influence des références nosographiques et l'importance croissante dans le champ de la pratique de trois courants, le rôle des facteurs sociaux, la psychogenèse – en particulier celle inspirée par la psychanalyse – et l'utilisation des médicaments.

1 / Introduction du concept de santé mentale

Reprenons ici la définition de l'Organisation mondiale de la santé : « La santé est un état complet de bien-être physique, mental et social qui ne consiste pas seulement en l'absence de maladie ou d'infirmité. » Développons ce scénario, en soulignant les risques que redoutent ses détracteurs. Une psychiatrie médicale aurait pour mission le soin des maladies mentales réduites dans leur fréquence et leur gravité à mesure que leur prévention se développerait, aussi bien pour diminuer le risque de maladie qu'en éviter les rechutes et la chronicisation. Tout un large dispositif médico-psycho-social aurait la charge des soins préventifs et des mesures sociales destinés au mieux-être de la population.

Plusieurs raisons nous conduisent cependant à prendre en considération cette quête du bien-être :

— les nécessités de la prévention comme, par exemple, celle du risque de dépression liée à un épuisement des ressources psychologiques ;
— la qualité des soins en assurant les meilleures ressources disponibles à titre individuel (handicap, vieillesse) ou à titre collectif par le meilleur emploi des moyens ;
— la dimension psychosociale : le psychologique ne se résume pas au subjectif mais prend en compte le rapport de l'individu à son environnement, sa capacité à utiliser non seulement ses ressources matérielles et sociales mais aussi psychiques (les conduites adaptatives et l'exploitation des ressources disponibles).

Opposons ici pour plus de clarté les moyens aux ressources. Par « ressources », nous désignons les capacités dont peut disposer le sujet au regard du bien-être auquel il aspire. Pour tirer le meilleur parti de ses capacités, il a besoin de moyens, tant dans le champ social que dans le champ thérapeutique. De quels moyens disposons-nous et comment en retirer le meilleur usage ? Comment distinguer le nécessaire du superflu ? Bien entendu, on souhaiterait pouvoir donner les meilleurs soins et être en mesure de recourir à tous les moyens possibles. Mais cela se heurte à des difficultés presque contraires. L'une tient à l'inégalité des moyens disponibles qui dépendent largement, et on en mesure chaque jour les conséquences, du niveau de pauvreté ou de richesse de la société. Même les pays les plus riches savent maintenant que des contraintes économiques limitent l'usage de moyens disponibles. La standardisation des programmes thérapeutiques obéit à une hiérarchie qui va du traitement le plus économique au traitement le plus coûteux, alors que les impératifs de santé devraient s'ordonner autour du critère de chances de réussite. L'autre difficulté repose au contraire sur une abondance de moyens qui, associée à un certain mercantilisme, conduit à tout offrir au moindre signe de difficulté, médicalisant à l'extrême ce qui relève de difficultés existentielles ou de malaises sociaux qui nécessiteraient d'autres solutions. Le droit à la santé pour tous apparaît dans le premier cas une utopie et dans le second une mystification.

2 / La psychanalyse

La psychanalyse a introduit une nouvelle clinique basée sur l'interprétation du rêve et la connaissance de l'inconscient. De nombreuses grilles d'évaluation ont été construites pour rendre compte des changements observés sous de tels traitements, et totalement étrangères aux grilles actuelles fondées sur la nosologie traditionnelle.

3 / Les psychotropes

L'avènement des antidépresseurs, vers le milieu des années 1950, a offert une issue pragmatique au « Grand Débat » concernant l'unicité ou la dualité de la maladie dépressive. L'effet de ces médicaments a permis d'identifier un noyau syndromique commun à tous les sujets déprimés et de lui attribuer une valeur prédictive d'un effet à la fois thérapeutique et diagnostique. Une telle démarche peut revêtir l'aspect d'une tautologie : « La dépression, c'est ce qui est sensible aux antidépresseurs. » Elle montre toutefois l'interdépendance pour le praticien entre les cadres conceptuels cliniques et l'outil thérapeutique dont il dispose. La notion d'épreuve diagnostique, par exemple, repose sur cette idée : un tableau clinique donné pourra être rapporté à un trouble de l'humeur si un traitement avec antidépresseurs entraîne une évolution favorable.

L'approche catégorielle traditionnelle, qui se réfère aux cadres diagnostiques de la nosographie, semble cependant inadaptée à une telle entreprise.

Pour le clinicien, le fait d'attribuer une conduite ou un état émotionnel donné à une catégorie diagnostique établie relève d'une exigence de reproductibilité. Il peut ainsi limiter la prise en compte des différences interindividuelles, mais doit renoncer dans le même temps à une part importante de la richesse et de la complexité de l'expérience clinique. En d'autres termes, la démarche nosographique privilégie un gain de fiabilité et de fidélité dans la saisie des données, au détriment d'une perte de sensibilité.

Les effets des psychotropes (et particulièrement ceux qui présentent des propriétés pharmacologiques spécifiques) peuvent être très variables au sein d'une catégorie diagnostique donnée, alors que leurs indications débordent largement ses limites. Les arguments cliniques qui déterminent la décision thérapeutique sont donc, pour une large part, indépendants des classes nosologiques.

Tester une hypothèse de recherche psychobiologique impose d'effectuer deux tâches simultanées :

— la complexité des éléments observables contraint le chercheur ou le praticien à une schématisation, parfois réductrice, afin de circonscrire les paramètres pouvant faire l'objet d'une approche expérimentale ;
— il doit ensuite les restituer dans un cadre conceptuel pertinent.

L'expérimentation en psychobiologie prend en compte des variables continues, interdépendantes et relevant de niveaux d'observation divers. Si l'on veut établir des correspondances entre ces variables et les données de l'observation clinique, une définition catégorielle des affections psychiques implique le passage d'un continuum complexe à des cadres nosographiques discontinus et fermés. Elle suppose également la mise en relation des données appartenant à des niveaux conceptuels différents.

Le niveau d'organisation nosologique s'avère donc inapproprié pour établir des correspondances entre des paramètres neurobiologiques, des modifications des émotions ou des conduites et des mécanismes d'action pharmacologique. Il nous faut donc envisager une modélisation de la sémiologie à un niveau hiérarchique équivalent à celui des variables auxquelles elle doit être confrontée. Les effets des médicaments dotés de propriétés pharmacologiques électives peuvent être définis non pas par rapport à des catégories nosographiques données (par exemple, un effet antidépresseur global analogue à celui d'un produit de référence), mais par leurs actions sur des cibles comportementales spécifiques, vraisemblablement sous-tendues par des perturbations biologiques identifiables.

4. POUR UNE CLASSIFICATION PRAGMATIQUE UNITAIRE

Comment construire un cadre de référence qui prenne en compte ces aspects multiples d'une pratique clinique empirique et éclectique qui fut celle de la psychiatrie des cinquante dernières années ? D'où le principe d'une classification athéorique et purement descriptive. Au départ, il s'agissait de classer dans un même système tous les signes observés dans la clinique psychiatrique, en particulier à des fins épidémiologiques, en complément des cadres nosographiques diversifiés traditionnels. Mais avec le temps ce type de classification est devenu un outil très utilisé, non seulement dans les communautés scientifiques, mais aussi pour guider le diagnostic du clinicien. Comme tous les signes susceptibles d'être constatés par un clinicien devaient trouver leur place dans de telles grilles (Manuel statistique et diagnostic américain ou Classification internationale), l'usage s'est développé non seulement de s'en servir pour catégoriser un cas, mais encore pour le décrire en identifiant correctement tous les signes présentés. De systèmes de classification, on est passé à des systèmes de recueil de symptômes. Plus précisément, les signes identifiés du cas sont devenus les symptômes observés du malade ; d'un système classificatoire on est passé à une somme de sémiologies. Cela n'est pas sans conséquence sur la pratique clinique des psychiatres dans la mesure où cette pratique se trouve guidée par un outil purement descriptif et athéorique, sans « intelligence » du patient. Le signe conventionnel a remplacé le trait humain observé. Le lien entre les symptômes est réduit à la liste des signes sur la grille. Ainsi prend-on le risque d'une clinique purement automatisée, sans contact direct avec le malade, et purement statique.

5. LES INCONVÉNIENTS DU « PUR DESCRIPTIF »

Certes, la dimension très objectivante que prend l'observation du malade n'est pas sans intérêt pour des études comparatives et des études de population. Mais la clinique psychiatrique doit obéir à d'autres objectifs utiles sinon à des fins de diagnostic, du moins à des fins de pronostic, de stratégie thérapeutique et de relation du malade au soignant. Une clinique psychiatrique doit non seulement répondre aux besoins du diagnostic à court terme, mais aussi tenter de prévoir les possibilités de changement, positif ou négatif, à plus long terme. Or ces possibilités de changement ne dépendent pas uniquement du cadre diagnostique précis que la référence à une classification, qui reste toujours de convention, aura permise. Il faut tenir compte de l'environnement social, des ressources psychologiques et matérielles, de la coopération du malade, etc. Tous ces éléments entrent en jeu dans le bilan clinique. Ils nécessitent une formation clinique personnelle, le développement des capacités de tact et un sens des responsabilités de la part du praticien.

6. IMPORTANCE DE L'ÉVALUATION DES PRATIQUES CLINIQUES

La standardisation des soins est la condition nécessaire pour toute tentative d'évaluation des méthodes et des pratiques thérapeutiques. Qu'il s'agisse en effet de juger de l'efficacité d'une méthode ou de ses résultats en pratique, rien ne peut être entrepris sans que l'on définisse la technique et que l'on s'assure que les praticiens l'utilisent de la même manière. Cela semble aller de soi. Le modèle médical très généralement adopté (et on ne voit pas comment s'en passer à partir du moment où l'on prétend soigner) est celui du médicament. Or la prescription du médicament laisse peu de place à des variations individuelles à partir du moment où l'on contrôle l'effet placebo. Les biais existent, certes ; ils tiennent à l'administration du traitement et à la relation entre le malade et le soignant. Cela a sans doute peu d'importance pour des essais contrôlés mais joue beaucoup dans l'évaluation des pratiques. En revanche, dans les études contrôlées, c'est la sélection des patients qui dépend de facteurs implicites. Une enquête que nous avons menée il y a une quinzaine d'années auprès de services hospitaliers parisiens nous avait montré que, pour l'expertise d'une nouvelle molécule antidépressive étaient écartés de l'inclusion les malades les plus gravement atteints et les parents de soignants ! D'ailleurs, l'intérêt que l'on porte actuellement au critère d'efficience risque fort de donner plus de poids à ces variantes individuelles et à leur contrôle méthodologique.

Mais cette question de la standardisation de la pratique se pose évidemment avec beaucoup plus d'acuité dans le domaine des soins qui relèvent du cadre social et des liens interpersonnels. On doit prendre alors en compte les processus de communication, les relations affectives et les structures de l'environnement. On pense ici à l'évaluation des pratiques institutionnelles et sociales. Les comparaisons et les décisions dans ce domaine ne peuvent pas ne pas tenir compte de la complexité des facteurs en cause et de la diversité des situations individuelles, d'où la nécessité de stratégies flexibles et de la nature quelque peu conjecturale des choix décisionnels.

Les psychothérapies au sens large s'inscrivent entre ces deux perspectives, celle du biologique et celle du social. Il est facile aux praticiens des thérapies comportementales et cognitives de se réclamer de la première perspective. Le ciblage précis des symptômes à modifier, le codage aussi précis que possible des gestes à accomplir par le thérapeute permet de neutraliser des sources de variation indésirables.

À l'opposé, les psychothérapies psychodynamiques, et en particulier celles se fondant sur la méthode psychanalytique, s'inscrivent dans la seconde perspective. La plupart des patients vus dans le cadre de ces psychothérapies ont des problèmes multiples, souvent connexes. Notons ici quelques-uns des facteurs qui confèrent au traitement de chaque cas individuel des exigences techniques propres.

1 / La comorbidité

Une étude réalisée par Stirman *et al.* (2003) a montré que, à partir de 347 patients sélectionnés de façon aléatoire dans une population de consultants de centres de soins, 67 % d'entre eux ne réunissaient pas les conditions pour être inclus dans une étude randomisée contrôlée parce qu'ils présentaient des troubles de l'adaptation relatifs à des difficultés multiples.

En psychiatrie, un trouble isolé comme la phobie sociale peut avoir une signification tout à fait différente selon qu'il s'inscrit isolément ou qu'il s'associe à un trouble psychotique ou à une dépression.

2 / Les buts thérapeutiques

Dans la mesure où les psychothérapies dynamiques prennent en compte la complexité de la structure pathologique, les mêmes effets thérapeutiques au niveau des symptômes et des comportements sociaux peuvent tenir à des évolutions diverses de la personnalité morbide. En outre, les buts du traitement ne se limitent pas au soulagement symptomatique mais portent également sur une amélioration plus générale, un sens de bien-être, une qualité des relations interpersonnelles et de la compréhension de soi, voire un changement plus structural de la personnalité, qui découragent toute tentative de codage. Notons également le rôle de l'environnement social, le fait que les psychothérapies dynamiques s'inscrivent dans des programmes thérapeutiques de longue durée et que les techniques peuvent varier selon le moment de l'évolution auquel on les applique.

La comparaison avec de larges domaines des sciences de l'action humaine est tout à fait pertinente. Dans le champ des sciences économiques, il est bien rare qu'une prise de décision puisse relever de preuves qui déterminent le choix. C'est dans une perspective plurifactorielle que s'inscrivent le jugement et la décision finale. C'est encore plus évident dans le champ du politique. La nature conjecturale du raisonnement et la flexibilité des stratégies n'ont guère à faire avec une étude en double aveugle, ni, à l'évidence, fondée sur la preuve.

Or les psychothérapies psychodynamiques relèvent des mêmes principes. Les patients, même quand après sélection d'un échantillon ils ont pu être rangés sous une catégorie diagnostique identique, présentent des traits de personnalité, des modes de relation avec l'environnement, une histoire personnelle, dont la diversité ne se « neutralise pas » dans la perspective thérapeutique. Il est difficile de se limiter à la considération d'un symptôme, ni même d'un syndrome, pour juger des effets thérapeutiques ; les effets obtenus chez un patient auront dépendu d'un changement sur un certain plan alors que les mêmes effets obtenus chez un autre patient seront liés à des changements structuraux d'une autre nature. La flexibilité de la stratégie thérapeutique tient en partie à ces déterminants propres à chaque patient. Elle relève ainsi des choix du thérapeute. Pour un même patient, deux thérapeutes n'opteront pas pour la même stratégie. Et l'évolution sous traitement ne les conduira pas nécessairement aux mêmes évolutions stratégiques. Si quelques directives générales et des principes fondamentaux sont requis, leur application reste soumise à des jugements et des choix individuels. Ceux-ci sont certes liés à la compétence du thérapeute, à son tact, mais aussi à la manière dont s'organise la relation thérapeutique. Il faut tenir compte aussi bien de variantes techniques propres à différentes écoles de praticiens qu'à des déterminants individuels qui s'inscrivent dans le cadre des relations de transfert, de contre-transfert, et plus fondamentalement d'effets d'induction entre la pensée du patient et celle du thérapeute.

Une littérature récente importante montre bien que l'obstacle peut être plus aisément contourné dans l'évaluation à partir des pratiques que dans celles fondées sur une programmation *a priori* et les principes de l'« Evidence Base Medecine ». Il y a maintenant plus de quatre ans qu'Alain Kazdin a montré l'intérêt d'une forme de recherche qui consiste à démontrer la preuve par la pratique avant de justifier la pratique par la preuve : identification des dysfonctionnements clés et de leur fréquence dans une population de malades, mise en relation d'une procédure technique et du trouble identifié, recueil des données pour s'assurer de la validité de cette mise en relation, vérification éventuelle par des études contrôlées. À partir des pratiques, une série d'opérations permet de limiter le biais de l'hétérogénéité des stratégies thérapeutiques. Ces opérations prennent place avant, pendant et après l'étude. Avant, il s'agira de définir au mieux les grands cadres de la thérapie et les limites des écarts techniques dont le dépassement nécessiterait de retirer le cas de l'enquête. On veillera évidemment à ce que les praticiens, impliqués dans la recherche, aient des habitudes thérapeutiques voisines. Mais c'est durant l'étude que l'on s'efforcera de faciliter ce voisinage technique en recourant à des échanges réguliers entre praticiens, des audits sur le modèle de ce qui devra se faire dans le cadre de l'HAS. Il s'agira d'une sorte d'auto-évaluation par des supervisions collectives et réciproques entre quatre à cinq thérapeutes exposant la clinique de leurs cas en traitement. Cela leur permettra de mieux comprendre le sens des différences dans leurs modes d'écoute et d'intervention. On pourra ainsi décrire des profils de pratique, des variations de stratégie en fonction des cas (et des thérapeutes !). Le grand avantage de recourir à des méthodes d'évaluation collective est de renforcer la cohésion du groupe des thérapeutes et de développer, en cours même de recherche, une plus grande cohérence des traitements et des stratégies utilisées.

CONCLUSION

J'ai jugé nécessaire d'insister sur les conditions de l'évaluation, car, trop souvent, le recours à ces exigences dans le domaine du soin clinique est invoqué pour justifier que l'on se fonde sur les seuls critères objectifs d'un codage descriptif. Or nous voyons, au contraire, que la clinique de l'individuel et de la complexité est un outil majeur pour étayer nos stratégies de soins.

La clinique : état des lieux

Bernard Charpentier

Tout d'abord, tous mes remerciements vont aux organisateurs de ce séminaire, à l'Académie de médecine, dont je suis un bien modeste mais fier membre correspondant et au Centre Georges-Canguilhem de Paris VII.

Merci également d'excuser sans doute une partie de mes propos sur la médecine, sur « ma » médecine, telle que je l'ai défendue ardemment en tant que président de la Conférence des doyens de médecine en mai 2005, lors des ordonnances du plan Hôpital 2007, et en juillet 2007 lorsque a été discuté la loi dite LRU du 10 août 2007, et qui remettait en cause l'article 32 dérogatoire des facultés de médecine, et qui oubliait que les facultés de médecine étaient des écoles professionnelles où l'on enseigne le métier que l'on fait et où l'on fait le métier que l'on enseigne, chose assez rare dans l'Université généraliste à la française !

Je me garderai bien de ne glorifier la médecine hospitalo-universitaire que comme un lieu d'exception, où l'on ne regarde plus le médecin au pied du lit des malades, mais où n'apparaîtraient plus que des efforts marginaux, dévoués à la performance et à la gloire personnelle de leurs auteurs, réjouissant la société du spectacle, de la mise en scène, s'inscrivant dans une époque où le devoir est édulcoré et anémié, où l'idée du sacrifice du moi est socialement délégitimé, où la morale n'exige plus de se dévouer pour une fin supérieure à soi-même, où les leçons de morale sont recouvertes par les spots du mieux-vivre, du soleil des vacances et le divertissement médiatique...

D'autre part, je ne suis pas d'accord avec toutes les prémisses de ce débat couché sur l'opercule du carton, parlant de « l'éloignement du médecin et du lit du malade », de « la défaillance de l'interrogatoire médical » et de « la disparition de l'examen clinique et de son enseignement et de la déshumanisation du contact médecin-malade »...

Je reprendrai la bannière de la garde prétorienne des grands Césars (« *nec spes, nec metus...* ») et j'adopterai le plan suivant :

1 / histoire de la clinique ou, plutôt, des questions à la clinique ;
2 / asymptote de la clinique ;
3 / l'enseignement de la clinique en médecine ;
4 / les problèmes de la clinique ;
5 / l'avenir de la clinique.

1. INTRODUCTION : L'HISTOIRE ET LA CLINIQUE

Parler de la mort d'un homme ou d'un concept est toujours un événement grave, même quand elle est suivie d'un point d'interrogation... La simple interrogation pose problème en elle-même et vous connaissez la phrase de Maurice Blanchot : « La réponse est le malheur de la question. »

En effet, qu'est-ce que la « clinique » dans l'histoire de la médecine ? Tout le monde sait que le mot provient du terme grec *kline* qui veut dire « lit » et par extrapolation « qui se fait au chevet du malade » d'après l'examen direct du malade aboutissant au concept de diagnostic clinique...

Je voudrais tordre le cou d'emblée au concept que les signes cliniques, symptômes que le médecin décèle par un simple examen, s'opposeraient, voire antagoniseraient, la victoire de la médecine du XXe siècle que sont les signes biologiques et les signes radiologiques, et qui opposeraient les cliniciens avec les biologistes et les imageurs, vieux conflit que toutes les académies connaissent bien... et qui aboutit à la séparation étanche, parfois hermétique, des disciplines et donc des sous-sections du CNU... Donc d'emblée, j'ai répondu : Monsieur, la clinique se porte bien, si elle est appuyée sur les deux jambes puissantes de la biologie et de l'imagerie et si elle permet de lever le bras armé de la médecine, que sont les thérapeutiques médicales et chirurgicales, et c'est cela qu'attendent nos malades et la Cité...

Je reprends cette phase de mon prédécesseur, président de la Conférence des doyens, Bernard Guiraud Chaumeil, qui disait : « Lorsque les médecins étaient ignares, ils étaient sacrés ; lorsqu'ils sont devenus savants et encore inefficaces, ils étaient respectés maintenant qu'ils sont savants et efficaces, ils sont suspectés... »

Je rappellerai aussi qu'en 1943, date de la thèse de Georges Canguilhem, certains traités de médecine parlaient encore de l'intérêt des ventouses scarifiées et de la pose de sangsues dans le traitement de la pneumonie franche lobaire aiguë...

La mort de la clinique ? Est-ce une simple figure de rhétorique ? La vieille tradition millénariste, « Survivrons-nous à l'an mil ? » en fait a posé en 1001 et non pas en 999 (calendrier Julien) cette question que nous avons reposée le 31 décembre 1999, certains prévoyant la fin du monde et d'autres la mort des programmes informatiques...

La mort de la clinique ? Cette notion rejoint-elle le programme des cours de philosophie de l'Institut de la pensée contemporaine lors de la séance du 19 décembre 2007, « Le progrès fait-il des progrès ? », donnée par Étienne Klein ?

Référerait-elle aussi à une notion d'une médecine de 2007 déshumanisée, où 220 000 médecins seraient des robots pianotant sur l'ordinateur pour piocher le bon diagnostic dans des bases de données ouvertes à « Evidence Base Medecine / ou médecine par les preuves », sacrifiant totalement l'interrogatoire et l'examen clinique utilisant les mains, la vue, l'œil et l'ouïe du praticien ?

Le mot « clinique » apparaît imprimé pour la première fois en langue française en 1696, c'est-à-dire entre Sydenham et Boerhaave, et comme « adjectif » : on parlait de « médecine clinique », celle qui, par référence à l'étymologie grecque, se fait au lit du malade...

La « mort de la clinique » fait-elle référence à la leçon clinique au lit du malade, réalisée par le chef de service suivi par ses élèves au cours de sa ronde : ce terme « militaire » fut bientôt remplacé en France par celui de la « visite », les Anglo-Saxons gardant le nom français : « grand round », en usage dans les grandes facultés européennes jusqu'au milieu du XXe siècle, avec Trousseau, Dieulafoy, Ramond, Henri Mondor.

La « mort de la clinique » fait-elle référence à la fin de la « leçon », qui est tombée en désuétude depuis la décennie 1950 ? Elle assurait les méthodes et le triomphe de la médecine clinique à la française, elle était liée à un système compétitif qui régissait à l'époque les concours hospitaliers et universitaires.

L'évolution de la médecine anglo-saxonne dans l'entre-deux guerres a répandu en France, après la guerre, la fascination pour les épreuves de laboratoire qui prétendent dispenser de l'examen du malade. Ce sont elles qui ont fait évoluer la notion de cours magistral (la leçon clinique en était une forme) à des travaux ou enseignement dirigé, en petits groupes.

La leçon clinique était déficiente pour enseigner la thérapeutique, les leçons des chirurgiens pouvaient conclure à la nécessité de l'intervention, celle des médecins n'aboutissait qu'à des traitements lénitifs, palliatifs, et c'est l'irruption des médicaments efficaces d'après guerre qui l'a mise à bas.

Est-ce l'image et le laboratoire conquérants qui auraient mis fin à la clinique ? Phrase excessive, citée par J.-C. Sournia dans son livre *Histoire du diagnostic en médecine*, je cite : « Il serait temps que la médecine se débarrasse du faux prestige de la clinique, prestige dont les écoles françaises s'étaient fait longtemps une gloire et qui lui a valu son effacement devant l'obéissance américaine au laboratoire. Cessons l'interrogatoire romantique sur la nature de la médecine entre l'art et la science : faisons d'elle enfin une science ! Pour son propre intérêt, négligeons les doléances du malade : les cliniciens sont des attardés traditionalistes qui ne peuvent plus rien apporter à la médecine, sinon ralentir le progrès. »

Il serait injuste de dire que les doyens ne sont plus impliqués dans l'apprentissage de la clinique aux étudiants en médecine.

Tout d'abord, notre logo représente Esculape allant au chevet du malade indiqué par la main des vestales. D'autre part, votre serviteur a été « stagiaire de sémiologie », comme on disait alors, chez le grand Fred Siguier, mon chef de clinique s'appelait Guy Hermant et mon agrégé Pierre Godeau, et j'ai connu le fameux « palper de savon abdominal » des tumeurs pancréatiques et la « sorbetière auscultatoire » permettant de guetter la pectoriloquie aphone, le bruit d'airain de Trousseau et le signe du sou de Pitres...

« Et omnibus congruus honor exhibeatur »... (« et à tous, on rendra les honneurs qui leur sont dus »)...

2. L'ASYMPTOTE DE LA CLINIQUE

L'imagerie et la biologie ont-elles été les éléments mortifères de la grande clinique ? Je voulais retracer ici et de façon courte quelques anecdotes :

— Pourquoi le Pr R. Küss a-t-il voulu être urologue ? Simplement parce que l'urographie intraveineuse a fait son apparition en 1937 en tant qu'imagerie uro-néphrologique et que c'était la première fois où l'imagerie pré-opératoire guidait le geste. Jeune interne, il a été fasciné par cette aide fantastique au diagnostic.
— Beaucoup d'autres opacifications ont suivi, mais il a fallu attendre le tout début des années 1970 pour avoir l'échographie, car elle a révolutionné la sémiologie d'organes. Il faut rappeler que l'échographie provient tout droit de la théorie mathématique des fractales, ce « complexe » étant frappé par un faisceau droit et reproduisant cette même complexité. L'échographie n'a pas aboli la palpation, l'auscultation, l'inspection des organes ; elle a simplement multiplié par une fraction x les limites des sens de chacun des praticiens, posant même une question centrale : ne faudrait-il pas que ces échographes portables, facilement portables et manipulables, fassent partie de la trousse de tout médecin, et en particulier de ceux qui ne travaillent pas avec un service d'imagerie à immédiate proximité, comme par exemple en pratique ambulatoire de la médecine de ville ?

La question est posée... Mais sans réponse car posant les limites des champs de compétence et donc des champs disciplinaires et, bien sûr, la sacro-sainte tarification au remboursement des actes...

Un facteur supplémentaire lorsque le scanner, la résonance magnétique nucléaire ont débouché en médecine, directement issus de la physique et en particulier l'écho de spin : grâce aux reconstructions numériques des images, leurs aspects en 3D, le praticien a vu pour la première fois en direct des organes tels qu'il les apprenait en cours d'anatomie !

En couplant physique fondamentale et physique fonctionnelle sont arrivés les PETscan et leur puissance, en particulier dans le champ de la cancérologie.

Sur le plan de la biologie fondamentale, de son automatisation, je ne prendrai qu'un exemple : le séquençage du génome... Inutile de rappeler l'aventure depuis la double hélice de Watson et Crick, puis l'aventure du Greg Venter. Il a fallu cinq ans pour le séquençage du génome humain et ses 30 000 gènes, il faut maintenant une seule journée pour séquencer 2 millions de paires de bases, soit un génome entier.

Des premiers séquençages laborieux aboutissant à l'isolement des premiers gènes mutés, mais quelle avancée dans le dénombrement des maladies génétiques !

Toute la médecine était tendue vers le séquençage du génome humain et l'idée que l'α et l'ω de la médecine étaient enfin trouvés, il n'y aurait plus de progrès significatif derrière...

Erreur ! Le séquençage du génome humain, ayant nécessité plusieurs années d'efforts combinés de gros laboratoires, n'a rien résolu, et surtout on s'est aperçu que l'épigénétique était plus importante et plus compliquée que la génétique elle-même, donnant une belle idée de la complexité du vivant et de l'interface gène-milieu. Inutile aussi d'insister à nouveau sur les progrès technologiques du séquençage aboutissant, à l'heure actuelle, à la possibilité de reséquencer un génome humain en une seule journée !

Je voudrais terminer ce chapitre technologique sur l'imagerie moléculaire. Microscopie, microscope électronique, microscope confocal sont des étapes actuellement occupées par les synchrotons... La puissance de ces machines et leur précision permettent de démontrer la machinerie moléculaire et la visualiser. Les coûts sont considérables et permettent de mesurer la limite de l'investissement, seules des organisations régionales ou interrégionales sont capables de payer pour l'achat et le fonctionnement de ces appareils, en particulier en fonctionnement humain.

Elles ne sont plus au niveau de compétence financière d'un laboratoire, d'un groupe de laboratoires ni même d'un CHU.

Le progrès est à ce prix...

3. L'ENSEIGNEMENT DE LA CLINIQUE DANS LES FACULTÉS DE MÉDECINE FRANÇAISES

Il ne faut pas croire que cet enseignement soit « libre » ; pas du tout, il est très contrôlé par l'État, comme nous le verrons. Cet enseignement comporte :

1 / Le stage infirmier, défini par l'arrêté du 18 mars 1992 et qui débute dès P2 et comporte trois semaines de contact aux soins de base, encadrés par les infirmières et les cadres de soins, le matin cinq jours sur sept, et une semaine de nuit. Il s'agit d'un stage d'initiation aux soins, avec initiation aux principes d'hygiène hospitalière et aux gestes de premier secours. Ce stage est évalué et validé de façon obligatoire.

Il faut noter que, très souvent, les premières difficultés rencontrées par certains étudiants dans ce premier contact avec la douleur, la souffrance se trouvent là...

2 / Les stages de sémiologie se trouvent en D1 où par bloc d'une dizaine, ils sont sous la responsabilité d'un chef de clinique une matinée durant, trois jours par semaine et par séquences de trois mois, tout au long de l'année scolaire. Ce stage de sémiologie est capital, car c'est le premier « apprentissage » clinique de l'étudiant au contact du malade, sous la conduite d'un senior qui y consacre un temps continu avec le passage dans plusieurs services de spécialités différentes.

Il faut noter que le volume horaire total de P2 et D1 se situe entre 1 000 et 1 100 heures, et que la sémiologie doit représenter au moins 120 heures au total et 400 heures de stage clinique au total.

3 / Les stages hospitaliers s'étalant de D2 à D4 sont sur trois ans et douze quadrimestres, d'amplitude horaire de trois heures sur 47 semaines par an.

Ils sont régis par les décrets du 8 octobre 1970 et du 15 novembre 1996 avec définition des objectifs pédagogiques des stages et des gardes, la définition et la liste des services formateurs et la répartition et les tâches des étudiants. L'arrêté du 4 mars 1997 établit un contrat pédagogique entre le doyen et le chef de service et les PU-PH se doivent d'assurer la coordination de l'enseignement clinique et la formation à l'urgence.

L'arrêté du 10 octobre 2000 définit 36 mois de stage, 36 gardes avec quatre stages obligatoires (pédiatrie, gynéco-obstétrique, chirurgie, médecine-interne-gériatrie), un stage obligatoire de quatre semaines en unité d'urgence, de réanimation de soins intensifs et deux stages recommandés : psychiatrie et laboratoire de recherche. Trois exposés sur les pathologies rencontrées, dont un de soins primaires, sont à réaliser sur trois ans.

L'arrêté du 10 octobre 2000 liste l'évaluation des stages avec appréciation à l'assiduité, comportement, qualité des observations, qualités de l'exposé, vérification des gestes pratiques, y compris d'hygiène hospitalière, l'examen de mise en situation (30 % de la note totale), l'avis du responsable pédagogique avec appréciation des médecins et des cadres infirmiers et la validation par le doyen. Il faut avoir validé tous ces stages pour passer dans l'année supérieure.

4 / La fin du 2e cycle sur le plan clinique est le passage obligatoire du module 11, équivalent du certificat de synthèse clinique et thérapeutique, passé devant un jury de médecins HU, avec cas cliniques et attitude diagnostique et thérapeutique. Ce module est capital car il conditionne, avec les stages validés à l'inscription à l'Examen classant national (ECN) qui a remplacé en 2004 l'ancien internat et sa cohorte de QCM et de QROC...

5 / L'ECN repose sur 9 dossiers basés sur un problème clinique avec 2 à 5 questions, réalisant 80 % de la note à terme et 20 % à la lecture critique d'un article médical avec, pour les questions préparées par le CNCI : analyser et hiérarchiser les données, formuler les synthèses dia-

gnostiques, justifier les examens complémentaires, justifier la démarche diagnostique, tester le raisonnement physiopathologique, l'attitude immédiate et thérapeutique à justifier et apprécier les contraintes médicolégales et la médecine sociale.

La lecture critique d'article, qui commencera en 2009 avec 5 % de la note, portera sur la rédaction d'un résumé, quatre questions sur le texte et une question en rapport avec le texte.

6 / Le 3ᵉ cycle ou internat.

Je ne reviendrai pas en détail sur son déroulement, de quatre à cinq ans pour la plupart des spécialités et trois ans pour la spécialité médecine générale.

Ce 3ᵉ cycle est régi par le décret du 7 avril 1988, quatre arrêtés et la loi de modernisation de la santé de 2001.

Je voudrais insister sur 8 points importants concernant ce 3ᵉ cycle :

1 / Le coordinateur interrégional nommé par les doyens de l'interrégion pour trois ans après avis des conseils et des enseignants de la spécialité :

— proposition aux facultés des enseignements ;
— concertation nationale pour l'évaluation et modalités des enseignements ;
— concertation pour les critères d'agrément des services.

2 / La commission interrégionale désignée par le doyen composée du coordinateur et trois autres PU-PH propose la délivrance du DES, la Faculté et le CHU ayant un rôle fondamental dans l'organisation de la formation pratique dans les services agréés.

3 / Les gardes sont réglées par l'arrêté du 23 avril 1999 : une nuit par semaine, un dimanche, jour férié/mois.

4 / La délivrance du DES se fait sur proposition de la commission interrégionale prenant en compte, entre

autres, l'appréciation et la validation des stages et la conformité des stages.

5 / La nouvelle maquette de médecine générale comporte sur trois années :
— un stage en CHU ;
— un stage en médecine adultes ;
— un stage en ambulatoire ;
— un stage en gynéco-pédiatrie ;
— un stage en médecine d'urgence ;
— deux semestres libres.

6 / Les critères d'évaluation sont la pertinence, la fidélité et la fiabilité basées sur : les résultats aux objectifs généraux, résultats aux objectifs personnels, étude du savoir-faire, étude du savoir-être (comportement) avec accumulation des évaluations de ces stages, la nécessité de passer par un suivi longitudinal avec tuteur et des épreuves finales sacralisantes avec un mémoire.

7 / En regard, l'évaluation des services formateurs est capitale par la mise au point de fiches négociées entre enseignants et internes, fiches anonymisées remises au bureau des internes, fiches dépouillées et traitées tous les dix-huit mois par le responsable du 3e cycle de la Faculté et le bureau de l'internat, et la recommandation du groupe transmise par le doyen au chef de service concerné.

8 / Le post-3e cycle : le clinicat/assistanat de 2 + 1 + 1 années marque de DESC type 1 ou de type 2 où les étudiants sont à Bac + 13 au minimum, donc dix ans de clinique mi-temps, donc sur une fourchette de 10 000/15 000 heures !

4. LES PROBLÈMES DE LA CLINIQUE

Devant cet amoncellement d'heures d'enseignement de la clinique, qui font dire qu'en première approximation la clinique n'est pas morte en France, j'aimerais évoquer devant vous en fait 10 problèmes qui, à mon sens, relativisent ce constat :

1 / Le recrutement actuel des étudiants de PCEM1 qui se fait à l'occasion d'un concours très sélectif où 7 100 places sont octroyées pour un effectif total d'étudiants de 45 000, favorise à 100 % les bacs S avec mentions dont 20 % de la note sont attribués aux épreuves SHS, et sans absolument aucun oral, donc aucun moyen d'évaluer la motivation des candidats pour un métier particulier qui s'adressera au pus, au sang, aux larmes et à la mort, et qui devrait être fondamentalement fait d'empathie et de compassion pour leurs frères, les Hommes. Ce concours est totalement différent du mode de recrutement anglais ou israélien. Il peut être amené à changer rapidement dans le cadre d'un L1 santé commun aux quatre professions de santé et évoluant dans le système LMD, mais pas en 3, 5, 8....

Pourquoi donc éliminer les bacs L ? Et surtout pourquoi ne pas avoir de passerelles entrantes et sortantes pour que les étudiants brillants, mais qui ne se sentent pas « cliniciens », puissent trouver ailleurs leur voie et éviter que ce problème soit résolu entre le Conseil de l'Ordre et le doyen ?

2 / Justement, le bloc « SHS » n'entraîne absolument pas les étudiants à aborder les relations humaines, à côté aussi, bien sûr, de l'indispensable apprentissage de l'éthique médicale et du Code de déontologie... Cet enseignement des SHS en médecine doit donc être réformé...

3 / Je soulignerai le rôle non optimum – et c'est un euphémisme ! des chefs de clinique, acteurs dans l'enseignement clinique des étudiants. Pour nombre de chefs de clinique, situation unique au monde !, trop souvent ce qui rend le plus, c'est l'activité de soins personnelle (équivalent des DESC...) qui permet l'accès au secteur 2 et le réseau de la future clientèle et du secteur libéral, dans lequel 90 % iront, c'est l'activité de recherche cli-

nique pour l'attrait des publications et donc du CV, et malheureusement c'est peu pour l'enseignement, si mal évalué et surtout si mal récompensé, y compris au CNU, alors que c'est la tâche prioritaire des chefs de clinique, et je rends tribut encore aujourd'hui à Guy Hermant, Pierre Godeau et Fred Siguier de m'avoir totalement « ouvert » à la médecine en 1965, et si je suis devant vous aujourd'hui, c'est grâce à ces exemples d'enseignement clinique. Il faut donc conditionner la prolongation du contrat de CCA au-delà de leur 2e année à ceux qui s'investissent dans un effort pédagogique en clinique en particulier.

4 / Le rôle de seniors dans les services (MCU-PH, PU-PH) est considérable sur l'enseignement clinique et parfois non rempli par ces collègues pourtant payés et retraités par l'Éducation nationale. Tout doyen, et tout étudiant, sait que tel service est bon ou mauvais dans l'enseignement clinique et que l'évaluation par les étudiants devrait être la règle, seul moyen d'améliorer cet enseignement, et de désuniversitariser certains services H-U incapables de prendre en charge des étudiants, et donc de le sevrer ensuite de chef de clinique, puis de personnels H-U. L'enseignement clinique doit être irréprochable et c'est le doyen qui en est le garant. Trop de collègues PU-PH sont balnéaires et ne font pas correctement leur triple mission d'enseignement, de recherche et de soins.

5 / Le tutorat en France n'est pas assez développé. Le tutorat « théorique » existe bien, que ce soit les écuries privées qui accompagnent le concours de PCEM1 à grands frais, ou les fameuses conférences dites d'internat, qui continuent à tourner efficacement ; le tutorat « clinique » n'existe pas... Il y a bien la modeste récompense financière et symbolique (chargé d'enseignement, professeur associé au CNU...) pour les praticiens hospitaliers particulièrement intéressés par les tâches d'enseignement et de recherche, mais pourquoi se sevrer de l'appui considérable que pourraient représenter les 7 600 PH

intra-CHU sur les 40 000 PH, comparés aux corps des 3 960 PU-PH et des 1 600 MCU-PH ?

6 / Les gardes et les astreintes sont de plus en plus désertées, voire totalement répulsives dans les critères de choix de service et surtout de carrière. Ce dégoût pour cette permanence de soins est totalement nouvelle ; dans mon temps, dans votre temps, on se battait pour les gardes car c'était là qu'on apprenait le « métier », marque profonde de l'irruption de la notion de la « qualité de vie » dans une profession qui devrait d'abord se préoccuper de la qualité de vie de ses patients... Cela va loin, repos de temps de travail, RTT, repos compensateur post-garde, 35 heures à l'hôpital, comme si les malades l'étaient de façon intermittente, les maladies ne durant que 35 heures...

Cela passe-t-il par la revalorisation financière de ces tâches ? Cela aboutit également aux changements de métier : finis, les classements de l'internat où les premiers choisissaient systématiquement neurochirurgie, chirurgie thoracique ou viscérale et néphrologie... Il faut maintenant attendre le 100e placé au classement national pour avoir le premier chirurgien...

D'autre part, le choix à l'ECN montre bien l'héliotropisme du choix, laissant désertiques des CHU comme Amiens, Nancy, et pléthoriques les villes du pourtour méditerranéen...

7 / Je soulignerai ensuite certains aspects actuels du 3e cycle et l'indigence de certaines maquettes de DES. En effet, le 3e cycle est trop tubulaire et trop spécialisé d'emblée, et pour nombre de doyens il devrait passer par une fusée à trois étages sur cinq années allant du plus général au plus compliqué et faisant toute la place à l'enseignement clinique.

Il faut rappeler le rôle capital des coordonnateurs locaux et interrégionaux, des commissions interrégionales pour vérifier le respect des maquettes, l'évaluation des étudiants et l'obtention du diplôme. Parfois cette chaîne de rôles est oubliée ou mal faite...

Quant à la comparaison entre les maquettes françaises et les *logbooks* américains, elle est saisissante. Les maquettes françaises font quatre pages, un *logbooks* américain peut aller jusqu'à 400 pages, allant dans le plus petit détail... rappelons que tout pilote d'avion remplit son logbook avant tout décollage et il n'est responsable « que » de 300 passagers !...

8 / Tout le monde est conscient du vertige technologique actuel en médecine, que ce soit les NTIC, les MOP, la vidéotransmission, le stockage des images et des données, les campus virtuels d'enseignement, et les patients de plus en plus savants grâce à Internet ! Cela aboutira-t-il au diagnostic électronique, au diagnostic par un médecin inconnu ?

Cela pose surtout le problème, au lit du malade, de « qui interprète quoi ? », que ce soit en matière de biologie ou d'imagerie... Les frontières classiques et ancestrales entre disciplines ne sont-elles pas en train de tomber ?

9 / L'autre problème à évoquer est l'obligation du double cursus « docteur en médecine », « docteur d'université », soit MD-Ph.D. pour les carrières hospitalo-universitaires et les carrières de chercheurs médicaux. Le système français oblige à ce double cursus de façon contemporaine et qui pourrait aboutir à d'abord privilégier ce double cursus surtout en biologie et handicaper les cliniciens et leur exercice clinique.

Les doyens plaident pour une possibilité de séparation de temps dans le cursus, un peu à l'anglo-saxonne, permettant de reprendre l'activité clinique après une césure de laboratoire plus ou moins longue. Cela touche surtout les internes de 3e cycle en 2e partie d'internat et les CCA des deux premières années...

10 / L'irruption nouvelle de l'obligation de formation médicale continue (4e cycle des études médicales) et de l'évaluation des pratiques professionnelles (EPP) pose le problème de leur contenu. Il restera « malheureusement » théorique et présentiel pour le premier et par

auto-évaluation pour les seconds, ne faisant aucun cas de l'évaluation de la « pratique clinique », en particulier en chirurgie... Il faut rappeler que nombre d'accréditations internationales, européennes maintenant, nécessitent une « éligibilité » sur papier, donc théorique, et un véritable examen *viva voce* sur un syllabus devant un jury de pairs...

5. L'AVENIR DE LA CLINIQUE

Et le malade dans tout cela, me direz-vous ?

Jamais aucun appareil ne remplacera la médecine clinique de la personne, jamais aucun manuel, même encyclopédique, ne remplace la leçon clinique liée à l'histoire vécue d'un malade. Faute de clinique, les investigations prétendues complémentaires ne sont le complément de rien, elles deviennent « tout ». Faute de clinique, le malade cesse d'être une personne et la médecine perd son utilité.

Ma conclusion ira à deux petites histoires, qui, je l'espère, vous interpelleront :

La première est tirée d'un livre extraordinaire écrit par un médecin philosophe, Al Gazali, né en 1058 et mort en 1111, ancien recteur de la Faculté de médecine de Bagdad et qui raconte l'histoire suivante :

— Moïse demanda au Seigneur : « De qui viennent la maladie et la guérison » ?

— Le Seigneur répondit : « De moi... »

— Moïse demanda encore : « Et les médecins, qu'est-ce qu'ils font ? »

— Le Seigneur répondit : « Ils mangent leur pain de tous les jours et donnent du courage à mes serviteurs en attendant que la mort et la guérison viennent de moi... »

Donc, soyons modestes, mais, pour ce qui est de la guérison, le médecin humblement et opiniâtrement a commencé depuis cinquante ans à aider le Seigneur.

La seconde histoire se réfère à une notion globale que défendait mon prédécesseur à la Présidence de la Conférence des doyens de médecine, le doyen Bernard Guiraud-Chaumeil, grand clinicien neurologue devant l'éternel, Toulousain et amateur de cassoulet et de rugby.

Il disait : « La médecine a transformé la société, la société a transformé la médecine, les médecins doivent toujours faire changer la médecine. »

Si nous échouons collectivement à cette évolution de la médecine, nous mériterons cette phrase de l'Ecclésiaste : « Et nihil, nihil, inultum remanebit » (« Et rien, rien, ne te sera pardonné ») lors du Jugement dernier, lors de l'entrée du Seigneur par la porte d'Orient sur le Mont du Temple à Jérusalem...

Mort et naissance de la clinique

Jean-François Braunstein

Si l'on parle aujourd'hui de la « mort de la clinique », c'est sans doute aussi parce que Michel Foucault l'a fait « naître » un jour relativement proche, alors que la conception traditionnelle faisait de la clinique, de la pratique « au lit du malade », une dimension consubstantielle à la médecine, remontant en tout cas jusqu'à Hippocrate. Contre cette idée d'une permanence de la clinique, l'un des principaux objectifs de *Naissance de la clinique* était de montrer que la clinique n'était pas éternelle, qu'elle avait une histoire : « La médecine comme science clinique est apparue sous des conditions qui définissent, avec sa possibilité historique, le domaine de son expérience et la structure de sa rationalité. »[1] Le titre du livre *Naissance* et non *La naissance de la clinique* veut d'ailleurs insister sur la soudaineté de cette apparition.

Toute une série d'autres termes dans le livre indiquent cette dimension temporelle de la clinique, avec l'évocation des « âges » qu'elle a parcourus : le chapitre « Vieillesse de la clinique » traite ainsi de l'illusion, y compris chez les contemporains de l'École médicale de Paris, qui consiste à croire que la clinique a toujours

1. M. Foucault, *Naissance de la clinique* (1963), Paris, 1975, p. XI.

existé. La partie consacrée à la « proto-clinique » traite de l'œuvre de Boerhaave et des médecins du XVIIIe siècle qui ont précédé l'École de Paris. Les critiques de Foucault qui contestent la réalité de cette « naissance de la clinique » ont eux aussi repris cette métaphore des « âges » : Toby Gelfand évoque ainsi la « gestation de la clinique » et Othmar Keel étudie le long « avènement », sur près de soixante-cinq ans, de la médecine clinique moderne en Europe[1].

CONTRE LE « MYTHE » DE L'ÉTERNITÉ DE LA CLINIQUE

Dans *Naissance de la clinique,* Foucault veut démontrer que la relation clinique n'est pas intemporelle, qu'elle est née à une certaine époque, relativement récente. La clinique, comme la folie dans l'*Histoire de la folie,* n'est pas donnée, elle est historiquement construite. Foucault note d'ailleurs cette similitude entre ses deux premiers grands livres : « Dans *Histoire de la folie* et dans *Naissance de la clinique,* j'ai cherché à analyser les conditions selon lesquelles un objet scientifique pouvait se constituer. »[2]

L'idée que la clinique aurait existé « de toute éternité » est un « mythe » selon lequel, « à l'aube de l'humanité, avant tout système, la médecine en son entier résidait dans un rapport immédiat de la souffrance à ce qui la soulage »[3]. Foucault ironise sur l'idée qu'il existerait un rapport direct entre le médecin et le malade. Il s'en prend en particulier au « colloque singulier » médecin-malade et aux « phénoménologies acéphales de

---

1. T. Gelfand, « Gestation of the clinic », *Medical History,* 1981, p. 25 ; O. Keel, *L'avènement de la médecine clinique moderne en Europe, 1750-1815. Politiques, institutions et savoirs,* Montréal, 2001.
2. M. Foucault, « Qui êtes-vous, professeur Foucault ? » (1967), in *Dits et écrits,* t. I, Paris, 1994, p. 602.
3. Id., *Naissance de la clinique,* p. 54.

la compréhension » qui utilisent le « vocabulaire faiblement érotisé de la "rencontre" et du "couple" médecin-malade ». Selon lui, la médecine n'est pas « un affrontement simple, sans concept, d'un regard et d'un visage, d'un coup d'œil et d'un corps muet, sorte de contact préalable à tout discours et libre des embarras du langage »[1]. Au contraire, dans un article consacré au père de l'antimédecine, Ivan Illich, Foucault explique que « la médecine fait partie d'un système historique, qu'elle n'est pas une science pure, qu'elle fait partie d'un système économique et d'un système de pouvoir »[2].

Il existe d'abord des raisons politiques conjoncturelles à cette critique de la clinique. Ainsi, Foucault dénonce le lien qui existerait entre cette idéalisation de la médecine clinique éternelle et la « médecine libérale » : « Dans ses dernières secousses, la médecine dite libérale invoque à son tour en faveur d'un marché ouvert les vieux droits d'une clinique comprise comme contrat singulier et pacte tacite passé d'homme à homme. »[3] Dans la même perspective, il s'en prend à l'Ordre des médecins, qui, outre qu'il défend la « morale bourgeoise », définit la médecine comme « pratique individualiste de tête à tête, de dialogue "médecin/malade" comme ils disent, et dans le secret »[4].

La sévérité de ces critiques renvoie sans doute à une antipathie plus profonde de Foucault à l'égard d'un aspect bien particulier de la relation clinique. Il s'agit du fait que la clinique est aussi et toujours un dialogue entre le médecin et son malade, qui est un être humain. Un texte étonnant, et peu connu, paru dans *Le Concours médical* en 1966 sous le titre « Message ou bruit ? », donne un tableau très symptomatique de la consultation

---

1. *Ibid.*, p. X-XI.
2. Id., « Crise de la médecine ou crise de l'antimédecine ? » (1976), in *Dits et écrits,* t. III, p. 58.
3. Id., *Naissance de la clinique,* p. XI.
4. Id., « Les grandes fonctions de la médecine dans notre société » (1972), in *Dits et écrits,* t. II, p. 380.

médicale selon Foucault : « Dans sa pratique, le médecin a affaire non pas à un malade, mais pas non plus à quelqu'un qui souffre, et surtout pas, Dieu merci, à un "être humain". Il n'a affaire ni au corps ni à l'âme, ni aux deux à la fois, ni à leur mélange. Il a affaire à du bruit. À travers ce bruit, il doit entendre les éléments d'un message. »[1] Au-delà du dialogue propre à la clinique, ce qui semble plus important encore pour Foucault, c'est donc d'éviter de rencontrer un « être humain ». Le regard médical « n'est pas la perception du malade en sa singularité, c'est une conscience collective de toutes les informations qui se croisent, poussant en une ramure complexe et toujours foisonnante, agrandie enfin aux dimensions d'une histoire, d'une géographie et d'un État »[2]. *Naissance de la clinique* veut montrer cette dimension complexe et collective de la clinique.

LA « RÉVOLUTION CLINIQUE » DE L'ÉCOLE DE PARIS

La « révolution médicale » de l'École de Paris avait été décrite, avant Foucault, par le grand historien de la médecine Erwin H. Ackerknecht, dans un article de 1953, « Broussais ou une révolution médicale oubliée », puis dans son livre, *La médecine hospitalière à Paris, 1794-1848*[3]. Selon lui, cette révolution clinique s'expliquait par des raisons politiques et philosophiques : « Les débuts de la révolution médicale, fille d'événements politiques qui la dépassaient, ont été profondément influencés par une certaine philosophie », celle de

---

1. Id., « Message ou bruit ? » (1966), in *Dits et écrits,* t. I, p. 559.
2. Id., *Naissance de la clinique,* p. 29.
3. E. H. Ackerknecht, « Broussais or a forgotten medical revolution », *Bulletin of the History of Medicine,* 27, 1953. Le livre d'Ackerknecht, *French Medicine at Paris Hospital, 1794-1848,* est paru en 1967 et a été traduit en français en 1986, avec un post-scriptum où Ackerknecht espérait que « les "exercices archéologiques" de M. Foucault » seraient bientôt oubliés.

l'Idéologie[1]. Les changements institutionnels engagés par la Révolution française sont la réforme de l'enseignement médical, la réunification de la médecine et de la chirurgie, et la nouvelle organisation hospitalière. À cela s'ajoutent des raisons proprement médicales avec le développement de l'examen physique et d'une anatomie pathologique fondée sur l'autopsie. Selon Ackerknecht, les grandes figures de l'école clinique sont Jean Nicolas Corvisart, qui sut accomplir « de réels "miracles" (...) dans le domaine du diagnostic[2] et ses deux principaux élèves, Gaspard Laurent Bayle et Laennec.

Pour Foucault également, la médecine clinique de l'École de Paris est « révolutionnaire ». Il reprend une formule de Bouillaud qui notait, à propos de l'*Examen de la doctrine médicale généralement adoptée,* que la « révolution médicale dont M. Broussais jeta les fondements en 1816 est sans conteste la plus remarquable que la médecine ait éprouvée dans les temps modernes »[3]. Ainsi, selon Foucault, la clinique n'est pas la continuation d'un mouvement d'approche progressif du malade, elle est un changement brusque du regard porté sur celui-ci : « L'accès du regard médical à l'intérieur du corps malade n'est pas la continuation d'un mouvement d'approche qui se serait développé plus ou moins régulièrement depuis le jour où le regard, à peine savant, du premier médecin s'est porté de loin sur le corps du premier patient ; c'est le résultat d'une refonte au niveau du savoir lui-même et non pas au niveau des connaissances accumulées, affinées, approfondies, ajustées. »[4] « La clinique apparaît comme un nouveau profil, pour l'expérience du médecin, du perceptible et de l'énonçable »[5], et

---

1. E. H. Ackerknecht, *La médecine hospitalière à Paris, 1794-1848,* Paris, 1986, p. 15.
2. *Ibid.,* p. 109.
3. J.-B. Bouillaud, *Traité des fièvres dites essentielles,* Paris, 1826, p. 13.
4. M. Foucault, *Naissance de la clinique,* p. 139.
5. *Ibid.,* p. XIV.

c'est Broussais qui a « fixé pour son époque le dernier élément de la manière de voir », qui a achevé la constitution du « regard médical moderne »[1]. La soudaineté de cette rupture éclate lorsque Foucault, à la première page du livre, met en parallèle un texte du médecin Pomme qui, au milieu du XVIIIe siècle, « nous parle le langage, sans support perceptif, des fantasmes » et une description minutieuse d'Antoine Laurent Bayle, quelques années après, et qui, « en sa précision qualitative, guide notre regard dans un monde de constante visibilité »[2].

De même que cette clinique apparaît brutalement, elle disparaît tout aussi rapidement sous sa forme classique. Foucault note que la médecine clinique dans sa pureté « s'est défaite aussitôt qu'elle est apparue et qu'elle n'a guère trouvé à se formuler que chez Bichat et Laennec »[3]. Cette disparition est ici bien plus rapide qu'elle ne l'est chez Ackercknecht. Le temps n'est plus ici celui de la « longue durée » de l'*Histoire de la folie*.

Cette révolution clinique suppose une série de conditions. D'abord des conditions philosophiques : la méthode d'analyse de Condillac et des Idéologues est au cœur de l'œuvre de Bichat, qui décompose le corps en ses éléments premiers, les tissus, avant de le recomposer. Le *Traité des membranes* invente ainsi une « lecture diagonale du corps, qui se fait selon des nappes de ressemblance anatomique qui traversent les organes, les enveloppent, les divisent, les composent et les décomposent, les analysent et en même temps les lient »[4]. Il y a là une véritable « grammaire des tissus ». Ensuite des conditions proprement médicales avec le développement de l'anatomie pathologique, fondée sur l'autopsie cadavérique qui permet d' « éclairer » bien des maladies jusque-

---

1. *Ibid.*, p. 196.
2. *Ibid.*, p. VI.
3. Id., « Sur l'archéologie des sciences. Réponse au Cercle d'épistémologie » (1968), in *Dits et écrits,* t. I, p. 713.
4. Id., *Naissance de la clinique,* p. 130.

là obscures. C'est le fameux impératif de Bichat : « Ouvrez quelques cadavres : vous verrez aussitôt disparaître l'obscurité que la seule observation n'avait pu dissiper. »[1] Foucault note à ce propos que le vitalisme de Bichat « apparaît sur fond de "mortalisme" »[2]. Les considérations institutionnelles sont en revanche moins développées que chez Ackerknecht et le chapitre « La leçon des hôpitaux » a une place relativement annexe[3]. L'hôpital est simplement le lieu où le pauvre offre son corps à la recherche en échange de soins.

Ce vaste ensemble de conditions renvoie ainsi bien au-delà du seul « discours clinique » : « Le discours clinique était tout autant un ensemble d'hypothèses sur la vie et la mort, de choix éthiques, de décisions thérapeutiques, de règlements institutionnels, de modèles d'enseignement, qu'un ensemble de descriptions ; que celui-ci en tout cas ne pouvait pas être abstrait de ceux-là, et que l'énonciation descriptive n'était que l'une des formulations présentes dans le discours médical. »[4]

LE REGARD OU LA PAROLE ?

Un point qui semble ici essentiel est la dévalorisation par Foucault de la clinique comme discours et l'assimilation de celle-ci à un « regard ». C'est ainsi qu'il caractérise la révolution clinique : « La grande coupure dans l'histoire médicale date précisément du moment où l'expérience clinique est devenue le regard anatomo-clinique. »[5] Avec l'anatomie pathologique, ce regard s'enfonce dans les profondeurs du corps : « L'anatomie

---

1. X. Bichat cité par M. Foucault, *Naissance de la clinique,* p. 149.
2. M. Foucault, *Naissance de la clinique,* p. 148.
3. Ce ne sera plus le cas dans le livre collectif *Les machines à guérir. Aux origines de l'hôpital moderne,* qui paraît en 1979.
4. M. Foucault, *L'archéologie du savoir,* Paris, 1969, p. 47.
5. Id., *Naissance de la clinique,* p. 149.

pathologique prescrit à la clinique d'interroger le corps dans son épaisseur organique, et de faire affleurer à la surface ce qui n'était donné qu'en couches profondes. »[1] Le regard médical est ainsi plus que ce que l'on désigne usuellement comme tel : il « enveloppe plus que ne le dit le seul mot de "regard". Il serre en une structure unique des champs sensoriels différents »[2]. Le langage n'advient qu'à travers ce regard et Foucault évoque le « regard loquace que le médecin pose sur le cœur vénéneux des choses »[3].

Ce regard n'est pas seulement tout-puissant : il y a chez Foucault, en ces années-là, une vision très négative du regard, qui est considéré tout à la fois comme dominateur et mortifère[4]. Dominateur, comme il le sera dans le modèle panoptique des œuvres ultérieures : « Le regard n'est pas fidèle au vrai et soumis à la vérité sans assurer par là une souveraine maîtrise : le regard qui voit est un regard qui domine. »[5] Ce regard du médecin est en outre « supporté et justifié par une institution » et, dès lors, il convient de parler d'un « œil qui sait et qui décide, œil qui régit »[6]. Regard mortifère aussi, puisque la vérité de ce regard peut en fait être trouvée dans l'autopsie cadavérique : « La médecine du XIXe siècle a été hantée par cet œil absolu qui cadavérise la vie et retrouve dans le cadavre la frêle nervure rompue de la vie. »[7] La mort n'est même plus seulement regardée, elle

---

1. *Ibid.*, p. 166.
2. *Ibid.*, p. 168. Foucault regrettera par la suite avoir ainsi fait référence au « regard » : cette expression n'était « pas très heureuse », car elle risquait fort de « renvoyer à *la* synthèse ou à *la* fonction unifiante d'*un* sujet » (*L'archéologie du savoir*, p. 74).
3. *Ibid.*, p. VIII.
4. Sur ces « connotations fortement négatives » du regard, cf. M. Jay, « Sous l'empire du regard. Foucault et le déclin du visuel dans la pensée française du XXe siècle », *in* D. C. Hoy (éd.), *Michel Foucault. Lectures critiques*, Bruxelles, 1989.
5. M. Foucault, *Naissance de la clinique*, p. 38.
6. *Ibid.*, p. 88.
7. *Ibid.*, p. 170.

est aussi du côté de l'œil : sous une forme « poétique », Foucault note ainsi que le regard « n'est plus celui d'un œil vivant ; mais le regard d'un œil qui a vu la mort. Grand œil blanc qui dénoue la vie »[1]. Cette intrication « gothique » de la mort et du regard se retrouve dans l'autre livre écrit par Foucault la même année que *Naissance de la clinique* et consacré à Raymond Roussel. Roussel, notamment dans *La vue,* aurait recherché un même regard absolu, ayant la mort pour horizon : chez lui « les choses, les mots, le regard et la mort, le soleil et le langage forment une figure unique, serrée, cohérente, celle-là même que nous sommes »[2]. Foucault reconnaîtra que l'inspiration de ces passages sur le regard et mort est à chercher du côté de Georges Bataille : « L'œil révulsé découvre le lien du langage à la mort au moment où il figure le jeu de la limite et de l'être. »[3]

Ce qui frappe dans *Naissance de la clinique,* c'est que Foucault ne fait quasiment aucune place à la parole, ou au dialogue, dans l'observation clinique. Le regard dominateur du médecin fait l'impasse sur l'interrogation clinique, alors que c'est, bien sûr, y compris au début du XIXe siècle, une part essentielle de la consultation : on sait d'ailleurs qu'en allemand « consultation » se dit *Sprechstunde* (heure de parole) et « cabinet de consultation » *Sprechzimmer* (salle de parole). Pour les fondateurs de l'École de Paris, cette dimension était aussi essentielle : ainsi, à l'article « Clinique » du *Dictionnaire de médecine* d'Adelon, Raige-Delorme note : « C'est au lit du malade seulement que [le médecin] apprendra l'art de l'interroger convenablement, d'explorer l'état des organes, de parvenir à la connaissance des signes qui lui feront distinguer les maladies les unes des autres ; c'est

---

1. *Ibid.,* p. 147.
2. Id., *Raymond Roussel* (1963), Paris, 1992, p. 209.
3. Id., « Préface à la transgression » (1963), in *Dits et écrits*, t. I, p. 246. Foucault prendra ses distances avec une telle approche dans *La volonté de savoir* (Paris, 1976, p. 196).

là qu'il acquerra le talent de prédire l'issue qu'elles doivent avoir, celui de saisir à propos les indications thérapeutiques qu'elles offrent dans chaque moment de leur cours, et de bien juger les effets des moyens qui doivent remplir ces indications. »[1]

Dans *Naissance de la clinique,* Foucault n'évoque qu'une seule fois, indirectement, l'interrogation du malade par le clinicien : il note que l'« apparition » de l'École de Paris pourrait se traduire par le passage de la question « Qu'avez-vous ? » à la question « Où avez-vous mal ? »[2]. Il est très symptomatique que cette seule allusion au dialogue entre médecin et malade ne soit en fait pas une remarque de Foucault, mais qu'il l'emprunte, sans le dire, à un lecteur de la revue broussaisiste, les *Annales de la médecine physiologique,* qui résumait la révolution broussaisiste par le passage : de la question « Qu'est-ce que la maladie ? » à la question « Où est la maladie ? »[3].

L'ÉCOLE MÉDICALE DE PARIS : UN NOUVEAU MYTHE ?

Une question que l'on peut se poser à la lecture de *Naissance de la clinique* est de savoir si la révolution que décrit Foucault a réellement eu lieu. Plusieurs historiens anglo-saxons ont récemment critiqué cette représentation et estiment qu'en prétendant dénoncer le mythe de l'éternité de la clinique Foucault a construit un autre mythe, celui de la « révolution médicale » de l'École de Paris. Ou, plutôt, qu'il a repris un « mythe » construit « dès le début du XIXe siècle » et accepté au XXe siècle, notamment par Ackerknecht et Foucault, « pour satis-

---

1. Raige-Delorme, art. « Clinique », *in* Adelon *et al., Dictionnaire de médecine,* Paris, 2e éd., t. VIII, 1834, p. 148.
2. M. Foucault, *Naissance de la clinique,* p. XIV.
3. *Annales de la médecine physiologique,* t. V, 1824, p. 195.

faire certains objectifs personnels »[1]. Selon les auteurs du volume *Constructing Paris Medicine,* il n'y aurait pas de rupture radicale avec la période antérieure. Pour L. W. B. Brockliss, l'enseignement médical avait commencé à se transformer dès le XVIIIe siècle. Pour O. Keel, l'École de Paris s'inspire de John Hunter et de l'anatomie pathologique anglaise, par exemple sur la question des tissus, et le rapprochement entre médecine et chirurgie se serait produit avant la Révolution française. Cette école médicale de Paris ne serait pas non plus monolithique, puisqu'elle oppose, comme le montre J. Duffin, plusieurs groupes médicaux et politiques, physiologistes à la Broussais contre anatomo-pathologistes à la Laennec. Enfin, sa fin ne serait pas aussi brutale qu'on le dit : selon A. La Berge, les médecins français ne sont pas si étrangers qu'on l'a dit à l'usage du microscope et au travail en laboratoire.

Ces diverses objections sont effectivement bien argumentées, mais il ne semble pas que la conclusion qui en est tirée soit recevable : il s'est véritablement passé quelque chose à Paris dans les premières années du XIXe siècle. Les contemporains ont tous le sentiment d'une véritable « révolution médicale » avec bien sûr, en arrière-plan, la révolution politique qui vient d'avoir lieu en France. Ainsi, en 1820, dans l'article « Révolution » du *Dictionnaire des sciences médicales* de Panckoucke, Chamberet recense les principales révolutions de la médecine et note que la neuvième et dernière est la « révolution physiologique », par laquelle la médecine renonce à « toutes les théories étrangères, suit la méthode analytique, associe l'expérience à l'observation et tend à fonder ses principes sur les lois de l'organisme animal »[2].

---

1. C. Hannaway, A. La Berge, *Constructing Paris Medicine,* Amsterdam-Atlanta, 1999, p. 3.
2. Chamberet, art. « Révolution », *in* Coll., *Dictionnaire des sciences médicales,* t. 48, Paris, Panckoucke, 1820, p. 375. Cf. J.-F. Braunstein, « Une révolution médicale exemplaire : le système de Broussais », *Raison présente,* 131, 1999.

Paris est alors le centre du monde médical comme en témoigne le vaste flux d'étudiants étrangers qui viennent faire leurs études à Paris, et pas seulement parce qu'il y aurait plus de cadavres disponibles pour l'autopsie. C'est d'ailleurs l'avis d'un des meilleurs connaisseurs de la médecine de cette époque, George Weisz, qui estime qu'il s'est passé, dans le Paris postrévolutionnaire, quelque chose d' « extraordinaire et de novateur », la constitution d'une « nouvelle communauté de recherche » réunissant un très grand nombre d'acteurs dont les carrières étaient liées aux efforts « pour améliorer ("perfectionner", comme diraient les Français) la science médicale »[1]. Sous ces différents points de vue, il semble que Foucault ait insisté à juste titre sur le caractère révolutionnaire de l'École médicale de Paris.

ÉLOGE DE LA MÉDECINE

Mais Foucault n'a pas fait que montrer l'originalité de la médecine clinique du début du XIXe siècle. *Naissance de la clinique,* malgré ses piques initiales contre la rencontre clinique, peut être compris plus largement comme un formidable éloge de la médecine. C'est d'ailleurs cela même que semblait regretter François Dagognet lorsqu'il s'étonnait de l' « optimisme » de Foucault qui semble renoncer, face à la médecine, au point de vue critique qui était le sien à l'égard de la psychiatrie : la médecine décrite dans *Naissance de la clinique* semble marquer « le commencement d'un savoir ou la fin d'une préhistoire », alors que l'*Histoire de la folie* « avait distillé une autre leçon en des pages brûlantes et violentes »[2].

---

1. G. Weisz, « Reconstructing Paris medicine », *Bulletin of the History of Medicine,* 75, 1, 2001, p. 114.
2. F. Dagognet, « Archéologie ou histoire de la médecine », *Critique,* mai 1965, p. 444-445.

Il apparaît en effet qu'avec l'École de Paris on entre dans une « médecine positive » dont nous ne sommes, d'une certaine manière, pas encore sortis[1]. Ainsi, la description des lésions de l'encéphale donnée par Bayle au début du livre guide notre regard dans un monde qui est encore le nôtre : la clinique moderne est l'articulation des choses « dans un langage où nous avons coutume de reconnaître le langage d'une science positive »[2]. Se met alors en place « un savoir anatomo-pathologique qui a été fondateur d'une médecine d'une tout autre fécondité scientifique »[3]. Plus généralement, d'un point de vue épistémologique, il est certain que « la médecine a certainement une structure scientifique beaucoup plus forte que la psychiatrie »[4]. C'est ce que notait aussi Georges Canguilhem lorsqu'il comparait *Histoire de la folie* et *Naissance de la clinique* : « Si l'asile du XIXe siècle a déterminé l'avènement d'une psychopathologie épistémologiquement fragile, l'hôpital du XIXe siècle a déterminé l'avènement d'une anatomo-pathologie et d'une anatomo-clinique épistémologiquement solides. »[5]

Au-delà, Foucault confère une éminente dignité philosophique à la médecine, puisqu'elle pourrait selon lui jouer le même rôle de modèle que les mathématiques ont tenu pour la philosophie classique. Depuis l'avènement de la médecine moderne, « les gestes, les paroles, les regards médicaux ont pris (...) une densité philosophique comparable peut-être à celle qu'avait eue auparavant la pensée mathématique »[6].

En effet, la médecine donne l'exemple tout à fait unique de ce que peut être une science de l'individuel,

---

1. M. Foucault, *Naissance de la clinique*, p. 201.
2. *Ibid.*, p. XIV.
3. Id., « Le souci de la vérité » (1984), in *Dits et écrits,* t. IV, p. 676.
4. Id., « Entretien avec Michel Foucault » (1977), in *Dits et écrits,* t. III, p. 141.
5. G. Canguilhem, « Sur l'*Histoire de la folie* en tant qu'événement », *Le Débat,* 41, septembre-novembre 1986, p. 39.
6. M. Foucault, *Naissance de la clinique*, p. 202.

contre « la vieille loi aristotélicienne, qui interdisait sur l'individu le discours scientifique »[1]. L' « expérience clinique » est une « ouverture première, dans l'histoire occidentale, de l'individu concret au langage de la rationalité »[2].

Un certain enthousiasme anime même Foucault, dans la conclusion du livre, lorsqu'il compare l'expérience médicale à « une expérience lyrique qui a cherché son langage de Hölderlin à Rilke » : dans un cas comme dans l'autre sont mises au jour des « formes de la finitude », mais la médecine « annonce sans répit à l'homme la limite qu'il porte en soi, elle lui parle aussi de ce monde technique qui est la forme armée, positive et pleine de sa finitude »[3].

NAISSANCE DE LA CLINIQUE ET APRÈS : CANGUILHEM, FOUCAULT, HIPPOCRATE

On trouve la même ambivalence à l'égard de la médecine dans les écrits et les cours ultérieurs de Foucault, dans les années 1970. Il est certain qu'il refuse, de manière très actuelle, la tendance à la « médicalisation » de la société. Il n'accepte pas la part croissante que prend la médecine dans la gestion de nos sociétés, et c'est aussi pour la dénoncer qu'il en fait l'histoire.

C'est notamment le cas de ses conférences brésiliennes de 1974 ayant pour thème « La naissance de la médecine sociale ». Il y démontre que la médecine clinique n'est plus qu'un élément, relativement subordonné, de la médecine moderne : « La médecine moderne est une médecine sociale, dont le fondement est une certaine technologie du corps social ; la médecine est une pratique sociale, et l'un de ses aspects seulement est

1. *Ibid.,* p. 175.
2. *Ibid.,* p. XI.
3. *Ibid.,* p. 202.

individualiste et valorise les relations entre le médecin et le patient. »[1]

Au XIXᵉ siècle, le capitalisme aurait commencé par socialiser le corps : « Le corps est une réalité bio-politique : la médecine est une stratégie bio-politique. »[2] Dans son livre sur les hôpitaux, *Les machines à guérir,* Foucault montre que la « politique de la santé au XVIIIᵉ siècle » se caractérise par « une intégration, au moins partielle, de la pratique médicale à une gestion économique et politique, qui vise à rationaliser la société »[3]. C'est notamment à travers l'hygiène que la médecine devient une « instance de contrôle social »[4]. L'hôpital va lui aussi se réorganiser autour de nouvelles techniques disciplinaires : « L'introduction de mécanismes disciplinaires dans l'espace désordonné de l'hôpital allait permettre sa médicalisation. »[5] En ce sens, l'hôpital fournira le modèle des institutions panoptiques étudiées dans *Surveiller et punir.*

Une telle extension de la « médecine sociale » peut, bien sûr, être critiquée, notamment au nom de l'idéal d'une médecine clinique. C'est ce que fait Georges Canguilhem qui estime, et c'est le sens de son œuvre classique *Le normal et le pathologique,* que la médecine devra toujours rester « une technique ou un art au carrefour de plusieurs sciences »[6] : « La clinique n'est pas une science et ne sera jamais une science, alors même qu'elle usera de moyens à efficacité toujours plus scientifiquement garantie. La clinique ne se sépare pas de la thérapeutique et la thérapeutique est une technique d'instau-

---

1. Id., « La naissance de la médecine sociale » (1977), in *Dits et écrits,* t. III, p. 209.
2. *Ibid.,* p. 210.
3. M. Foucault *et al., Les machines à guérir. Aux origines de l'hôpital moderne,* Bruxelles, 1979, p. 8.
4. *Ibid.,* p. 13.
5. M. Foucault, « L'incorporation de l'hôpital dans la technologie moderne » (1978), in *Dits et écrits,* t. III, p. 517.
6. G. Canguilhem, *Le normal et le pathologique* (1966), Paris, 1999, p. 7.

ration ou de restauration du normal dont la fin, savoir la satisfaction subjective qu'une norme est instaurée, échappe à la juridiction du savoir objectif. »[1]

La médecine doit rester avant tout individuelle, et Canguilhem s'inquiète explicitement de la trop grande place prise par la médecine sociale décrite par Foucault, par une médecine qui prend l'allure d'une « technologie biologique »[2]. La médecine, « par le biais des exigences politiques de l'hygiène publique, va connaître une altération lente du sens de ses objectifs et de ses comportements originaires »[3]. En passant « du concept de santé à celui de salubrité puis à celui de sécurité », l'acte médical s'est transformé : « De réponse à un appel il est devenu obéissance à une exigence. »[4] On est alors conduit à une « mise entre parenthèses du malade individuel, objet singulier, électif, de l'attention et de l'intervention du médecin clinicien »[5].

Réfléchissant sur la relation thérapeutique qui est au cœur de la guérison, Canguilhem note qu' « il peut paraître urgent de s'interroger sur la place que l'attention accordée par un médecin singulier à un malade singulier peut prétendre encore tenir dans un espace médical de plus en plus occupé, à l'échelle des nations dites développées, par les équipements et règlements sanitaires et par la multiplication programmée des "machines à guérir" »[6]. Le « rapport du médecin au malade », que critiquait tant Foucault, est, pour Canguilhem, essentiel et il ne peut en aucun cas se concevoir « comme celui d'un technicien compétent à un mécanisme dérangé »[7].

---

1. *Ibid.*, p. 153.
2. Id., *Études d'histoire et de philosophie des sciences,* Paris, 1994, p. 421.
3. *Ibid.*
4. *Ibid.*
5. *Ibid.*, p. 422.
6. Id., « Une pédagogie de la guérison est-elle possible ? » (1978), in *Écrits sur la médecine,* Paris, 2002, p. 86.
7. *Ibid.*, p. 85.

Mais, si l'on revient à Foucault, on peut constater que la description qu'il donne du processus de médicalisation de la société ne l'empêche pas de fournir aussi des moyens de le critiquer. Il doit être possible de jouer avec les « normes de vie » que la société médicalisée prétend nous imposer, de les critiquer ou de les subvertir, comme le faisaient les sujets de l'Antiquité grecque. Les derniers livres de Foucault décrivent en effet la manière dont la médecine peut être utilisée pour se forger un « style de vie » propre. La « culture de soi » de l'Antiquité se fonde sur un usage volontaire et raisonné des préceptes médicaux : « Selon une tradition qui remonte fort loin dans la culture grecque, le souci de soi est en corrélation étroite avec la pensée et la pratique médicales. »[1]

Ainsi, « sous la forme d'un corpus de savoir et de règles », la médecine définit « une manière de vivre, un mode de rapport réfléchi à soi, à son corps, à la nourriture, à la veille et au sommeil, aux différentes activités et à l'environnement »[2]. On pourrait envisager de procéder de la même manière avec les normes sociales nouvelles qui, si elles sont connues, peuvent être utilisées les unes contre les autres ou subverties, qu'il s'agisse de droit ou de médecine : « Dans chaque discipline, soit médicale, soit juridique, dans la mesure où les intellectuels sont liés au réseau de savoir et de pouvoir, ils peuvent jouer le rôle important qui consiste à donner et à diffuser les informations qui sont restées jusqu'ici confidentielles en tant que savoir des spécialistes. Et de dévoiler ces secrets permettra de contrôler la fonction du pouvoir »[3].

Comme il y eut, en philosophie, de fréquents « retours à Kant », il y a, en médecine, de réguliers « retours à Hippocrate », qui sont en fait des retours à la clinique. Cette référence à l'idéal de la médecine cli-

---

1. M. Foucault, *Le souci de soi,* Paris, 1984, p. 69.
2. *Ibid.,* p. 122.
3. Id., « Sexualité et politique » (1978), in *Dits et écrits,* t. III, p. 531.

nique intervient en particulier lors des périodes de « révolutions médicales », notamment lorsque triomphaient jadis de nouveaux « systèmes médicaux » ou lorsque, aujourd'hui, apparaissent de nouveaux moyens d'exploration ou de nouvelles dimensions sociales, qui risquent de faire « perdre son âme » à la médecine. Ces retours à Hippocrate sont un signe de bonne santé de la médecine en tant qu'ils maintiennent le soin du patient individuel comme idéal régulateur.

Ils lui sont si consubstantiels que le premier « retour à Hippocrate » date d'Hippocrate lui-même, en tout cas de l'un des textes du corpus hippocratique, le traité *De l'ancienne médecine*. L'auteur de cet ouvrage s'en prend en effet à ceux « qui font [des] systèmes et qui entraînent la médecine loin de la vraie route vers l'hypothèse »[1]. Selon lui, il n'est absolument pas nécessaire d'introduire des « suppositions vides » sur « la nature de l'homme » pour que la médecine soit efficace. Ces « hypothèses » philosophiques, à la manière d'Empédocle, sont bien trop générales, la médecine n'en a pas besoin. La médecine n'est pas une science, elle est un « art » qui a affaire à des individus particuliers, à un réel « ondoyant et au divers » : « Dans le corps, en effet, se trouvent l'amer, le salé, le doux, l'acide, l'acerbe, l'insipide et mille autres dont les propriétés varient à l'infini par les quantités et par la force. »[2] Cette « ancienne médecine » est un art qui a fait ses preuves, qui a permis de faire « de nombreuses et excellentes découvertes (...) dans le long cours des siècles, et le reste se découvrira, si les hommes capables, instruits des découvertes anciennes, les prennent pour point de départ de leurs recherches »[3].

---

1. Hippocrate, « De l'ancienne médecine », in *De l'art médical*, Paris, 1994, p. 174.
2. *Ibid.*
3. *Ibid.*, p. 165.

Table des matières

Avant-propos, *par Dominique Lecourt,* 7

Introduction, *par Daniel Couturier, Georges David, Dominique Lecourt, Jean-Daniel Sraer, Claude Sureau,* 9

Le corps évité ?, *par Dominique Lecourt,* 13

La fin de la parole, *par Didier Sicard,* 19

Mutation de la clinique ou la révolution des sens, *par Alain-Charles Masquelet,* 29

Clinique à distance, *par Huguette Le Foyer de Costil,* 47

La média-médecine, *par Guy Vallancien,* 63

La clinique comme méthode en psychanalyse, *par Monique David-Ménard,* 83

La psychiatrie clinique peut-elle disparaître ?, *par Daniel Widlöcher,* 103

La clinique : état des lieux, *par Bernard Charpentier,* 117

Mort et naissance de la clinique, *par Jean-François Braunstein,* 135

COLLECTION « QUADRIGE »

Alain Propos sur des philosophes
Alain Propos sur l'éducation *suivis de* Pédagogie enfantine
Alain Propos sur les Beaux-Arts
Alain Stendhal *et autres textes*
Alland et **Rials** (dir.) Dictionnaire de la culture juridique
Alquié Le désir d'éternité
Alter (dir.) L'innovation ordinaire
Alter Sociologie du monde du travail
Altet Les pédagogies de l'apprentissage
Althusser Montesquieu, la politique et l'histoire
Althusser et *al.* Lire *Le Capital*
Ambrière (dir.) Dictionnaire du XIXe siècle européen
André Aux origines féminines de la sexualité
Andreas-Salomé Ma vie
Andriantsimbazovina, Gaudin, Marguénaud, Rials, Sudre (dir.) Dictionnaire des Droits de l'Homme
Anzieu, Chabert Les méthodes projectives
Anzieu, Martin La dynamique ds groupes restreints
Arabeyre, Halpérin, Krynen (dir.) Dictionnaire historique des juristes français
Arendt La vie de l'esprit
Aron Les sociétés modernes
Aron La sociologie allemande contemporaine
Aron, Saint-Jacques, Viala (dir.) Le dictionnaire du littéraire
Arvon Le bouddhisme
Assoun Freud, la philosophie et les philosophes
Assoun Freud et Nietzsche
Assoun Le freudisme
Assoun Psychanalyse
Aubenque Le problème de l'être chez Aristote
Aubenque La prudence chez Aristote
Auroux La question de l'origine des langues
Auroux, Deschamps, Kouloughli La philosophie du langage
Aymard et **Auboyer** L'Orient et la Grèce antique
Aymard et **Auboyer** Rome et son Empire
Bachelard La philosophie du non
Bachelard La poétique de l'espace
Bachelard La poétique de la rêverie
Bachelard Le nouvel esprit scientifique
Bachelard La flamme d'une chandelle
Bachelard Le rationalisme appliqué
Bachelard La dialectique de la durée
Bachelard Le matérialisme rationnel
Bachelard Le droit de rêver
Balandier Sens et puissance
Balandier Anthropologie politique

Balibar Droit de cité
Bardin L'analyse de contenu
Barjot, Chaline, Encrevé La France au XIXe siècle
Barluet Édition de sciences humaines et sociales : le cœur en danger
Bauduin, Coblence (dir.) Marcel Proust, visiteur des psychanalystes
Bauzon La personne biojuridique
Beaufret Parménide. Le Poème
Bellemin-Noël Psychanalyse et littérature
Bély (dir.) Dictionnaire de l'Ancien Régime
Bély La France moderne, 1498-1789
Bencheikh (dir.) Dictionnaire de littératures de langue arabe et magrébine francophone
Benoît XVI La théologie de l'Histoire de saint Bonaventure
Bergson Essai sur les données immédiates de la conscience
Bergson L'énergie spirituelle
Bergson L'évolution créatrice
Bergson Le rire
Bergson Les deux sources de la morale et de la religion
Bergson Matière et mémoire
Bergson La pensée et le mouvant
Bergson Durée et simultanéité
Bernard Principes de médecine expérimentale
Bernstein Des idées capitales
Berthelot La sociologie française contemporaine
Berthelot Les vertus de l'incertitude
Bideaud, Houdé, Pedinielli L'homme en développement
Bidet, Duménil Altermarxisme. Un autre marxisme pour un autre monde
Binoche, Cléro Bentham contre les droits de l'homme
Blanché L'axiomatique
Bloch, Wartburg Dictionnaire étymologique de la langue française
Blondel L'action (1893)
Bodéüs, Gauthier-Muzellec, Jaulin et **Wolff** La philosophie d'Aristote
Bonte et **Izard** (dir.) Dictionnaire de l'ethnologie et de l'anthropologie
Bony, Millet, Wilkinson Versions et thèmes anglais
Borlandi, Boudon, Cherkaoui, Valade (dir.) Dictionnaire de la pensée sociologique
Borne Le problème du mal
Boudon Effets pervers et ordre social
Boudon Essais sur la théorie générale de la rationalité
Boudon La place du désordre
Boudon Études sur les sociologues classiques I
Boudon Études sur les sociologues classiques II

Boudon Le sens des valeurs
Boudon, Bourricaud (dir.) Dictionnaire critique de la sociologie
Bouglé Essais sur le régime des castes
Bouhdiba La sexualité en Islam
Bouriau, Clavier, Lequan, Raulet et **Tosel** La philosophie de Kant
Boutang Ontologie du secret
Boutinet Anthropologie du projet
Bouvier, George, Le Lionnais Dictionnaire des mathématiques
Brague Du temps chez Platon et Aristote
Brahami Introduction au *Traité de la nature humaine* de David Hume
Braudel et **Labrousse** Histoire économique et sociale de la France
 T. I : 1450-1660
 T. III : 1789-années 1880
 T. IV, vol. 1-2 : Années 1880-1950
 T. IV, vol. 3 : Années 1950-1980
Bréhier Histoire de la philosophie
Brisson, Fronterotta (dir.) Lire Platon
Brisson, Pradeau Les *Lois* de Platon
Canguilhem Le normal et le pathologique
Canguilhem *et al.* Du développement à l'évolution au XIXe siècle
Canto-Sperber Éthiques grecques
Canto-Sperber Dictionnaire d'éthique et de philosophie morale (2 vol. sous coffret)
Carbonnier Sociologie juridique
Carbonnier Droit civil (2 vol. sous coffret)
Carmoy de L'Euramérique
Caron Précis de psycholinguistique
Castagnède La politique sans pouvoir
Cauquelin L'invention du paysage
Cauquelin Le site et le paysage
Châtelet, Duhamel et **Pisier** (dir.) Dictionnaire des œuvres politiques
Chauvin Les sociétés animales
Chebel Le Corps en Islam
Chebel L'imaginaire arabo-musulman
Chiland (dir.) L'entretien clinique
Choulet, Folscheid, Wunenburger Méthodologie philosophique
Cobast, Robert (dir.) Culture générale, 1
Cobast, Robert (dir.) Culture générale, 2
Cohen-Tanugi Le droit sans l'État
Colas Sociologie politique
Comte Premiers cours de philosophie positive
Comte-Sponville Traité du désespoir et de la béatitude
Conche Essais sur Homère
Cornu (dir.) Vocabulaire juridique
Corvisier (dir.) Histoire militaire de la France
 T. I : Des origines à 1715
 T. II : De 1715 à 1871
 T. III : De 1871 à 1940
 T. IV : De 1940 à nos jours
Cotteret Gouverner c'est paraître
Couderc Le théâtre espagnol du Siècle d'Or (1580-1680)
Cournut Pourquoi les hommes ont peur des femmes
Crahay Psychologie de l'éducation
Crépieux-Jamin ABC de la graphologie
Cusin, Benamouzig Économie et sociologie
Dagognet Le catalogue de la vie
Dagognet Le corps
Daumas (dir.) Histoire générale des techniques
 T. 1 : Des origines au XVe siècle
 T. 2 : Les premières étapes du machinisme
 T. 3 : L'expansion du machinisme
 T. 4 : Énergie et matériaux
 T. 5 : Transformation - Communication - Facteur humain
Davis et **Wallbridge** Winnicott. Introduction à son œuvre
Davy La connaissance de soi
De Koninck De la dignité humaine
Delbecque Quel patriotisme économique ?
Deleuze La philosophie critique de Kant
Deleuze Proust et les signes
Deleuze Nietzsche et la philosophie
Deleuze Le bergsonisme
Delmas-Marty Le flou du droit
Delon (dir.) Dictionnaire européen des Lumières
Demeulenaere *Homo œconomicus.* Enquête sur la constitution d'un paradigme
Denis Histoire de la pensée économique
Denis, Janin (dir.) Psychothérapie et psychanalyse
Derrida La voix et le phénomène
Desanti Introduction à l'histoire de la philosophie
Desanti Une pensée captive. Articles de *La Nouvelle Critique* (1948-1956)
Descartes La Recherche de la Vérité par la lumière naturelle
Descartes Méditations métaphysiques
Descombes Le platonisme
Descombes, Larmore Dernières nouvelles du Moi
Diatkine, Simon La psychanalyse précoce
Doron, Parot (dir.) Dictionnaire de psychologie
Douin Dictionnaire de la censure au cinéma
Droz (dir.) Histoire générale du socialisme
 T. 1 : Des origines à 1875
 T. 2 : De 1875 à 1918
 T. 3 : De 1918 à 1945
 T. 4 : De 1945 à nos jours
Dumézil Du mythe au roman
Durand L'imagination symbolique
Durand L'enfant et le sport
Durkheim Les règles de la méthode sociologique
Durkheim Le suicide
Durkheim Les formes élémentaires de la vie religieuse
Durkheim Éducation et sociologie
Durkheim De la division du travail social
Durkheim L'évolution pédagogique en France
Durkheim Leçons de sociologie
Durkheim Le socialisme
Durkheim Sociologie et philosophie

Duvignaud Sociologie du théâtre
Eco Sémiotique et philosophie du langage
Einaudi Un rêve algérien
Elbaum Économie politique de la protection sociale
Ellul Islam et judéo-christianisme
Ellul Histoire des institutions. L'Antiquité
Ellul Histoire des institutions. Le Moyen Âge
Ellul Histoire des institutions. XVIe-XVIIIe siècle
Ellul Histoire des institutions. Le XIXe siècle
Enckell, Rézeau Dictionnaire des onomatopées
Esnault, Hoarau Comptabilité financière
Etner Microéconomie
Famose et **Bertsch** L'estime de soi : une controverse éducative
Febvre Martin Luther, un destin
Fédida Crise et contre-transfert
Fédida Le site de l'étranger. La situation psychanalytique
Ferry et **Renaut** Philosophie politique
Fichte Fondement du droit naturel selon les principes de la doctrine de la science
Filliozat Dictionnaire des littératures de l'Inde
Flouzat Japon, éternelle renaissance
Focillon Vie des formes
Foucault Maladie mentale et psychologie
Foucault Naissance de la clinique
Foulquié Dictionnaire de la langue pédagogique
Freud Cinq psychanalyses
Freud Dora
Freud Le petit Hans
Freud L'Homme aux loups
Freud L'Homme aux rats
Freud La première théorie des névroses
Freud Le Président Schreber
Freud L'avenir d'une illusion
Freud Inhibition, symptôme et angoisse
Freud Le malaise dans la culture
Freud La technique psychanalytique
Frison-Roche, Bonfils Les grandes questions du droit économique
Fromm, De Martino et **Suzuki** Bouddhisme Zen et psychanalyse
Fumaroli et **Zuber** Dictionnaire de littérature française du XVIIe siècle
Gallien Homo. Histoire plurielle d'un genre très particulier
Gandhi Autobiographie ou mes expériences de vérité
Garfinkel Recherches en ethnométhodologie
Gauvard La France au Moyen Âge, du Ve au XVe siècle
Gauvard, Libera, Zink (dir.) Dictionnaire du Moyen Âge
Génetiot Le classicisme
George, Verger (dir.) Dictionnaire de la géographie
Gesell, Ilg Le jeune enfant dans la civilisation moderne
Giddens La constitution de la société
Gigandet, Morel (dir.) Lire Épicure et les épicuriens
Gisel (dir.) Encyclopédie du protestantisme
Gisel La théologie
Gorceix La bible des Rose-Croix
Gourinat, Barnes (dir.) Lire les stoïciens
Green Le discours vivant
Grosskurth Melanie Klein
Grotius Le droit de la guerre et de la paix
Guitton Justification du temps
Gusdorf La parole
Gurvitch Traité de sociologie
Gutton Le pubertaire
Habermas Logique des sciences sociales
Halbwachs La topographie légendaire des évangiles en Terre sainte
Halpérin Histoire du droit privé français depuis 1804
Hamon Texte et idéologie
Hamsun Faim
Harouel Culture et contre-cultures
Hauser Histoire sociale de l'art et de la littérature
Hayek Droit, législation et liberté
Hayek La route de la servitude
Hegel Principes de la philosophie du droit
Hegel Le magnétisme animal
Heidegger Qu'appelle-t-on penser ?
Henry La barbarie
Henry Voir l'invisible. Sur Kandinsky
Hirschman Les passions et les intérêts
Houdé (dir.) Vocabulaire de sciences cognitives
Houdé 10 leçons de psychologie et pédagogie
Huisman Dictionnaire des philosophes
Hulin La mystique sauvage
Hyppolite Figures de la pensée philosophique, vol. I et II
Jankélévitch Henri Bergson
Jaquet L'unité du corps et de l'esprit. Affects, actions et passions chez Spinoza
Jarrety (dir.) La poésie française du Moyen Âge au XXe siècle
Johnston L'esprit viennois
Jones La vie et l'œuvre de Sigmund Freud
  Vol. I : Les jeunes années, 1856-1900
  Vol. II : Les années de maturité, 1901-1919
  Vol. III : Les dernières années, 1919-1939
Johsua, Dupin Introduction à la didactique des sciences et des mathématiques
Jouanna La France du XVIe siècle, 1483-1598
Jullien La valeur allusive
Juranville Lacan et la philosophie
Kambouchner Les *Méditations métaphysiques* de Descartes
Kant Critique de la raison pratique
Kant Critique de la raison pure
Kaspi, Harter, Durpaire, Lehrm La civilisation américaine
Kepel Al-Qaida dans le texte
Kervégan Hegel, Carl Schmitt

Klein, Heimann, Isaacs, Rvière Développements de la psychanalyse
Klein La psychanalyse des enfants
Kriegel (dir.) La violence à la télévision
Labre, Soler Études littéraires
Labrusse-Riou Écrits de bioéthique
Laburthe-Tolra et **Warnier** Ethnologie. Anthropologie
Lacoste, Riaudel (dir.) Dictionnaire critique de théologie
Lacroix Histoire des États-Unis
Lafon (dir.) Vocabulaire de psychopédagogie et de psychiatrie de l'enfant
Lagache La jalousie amoureuse
Lagache L'unité de la psychologie
Lalande Vocabulaire technique et critique de la philosophie
Lamarck Système analytique des connaissances positives de l'homme
Laplanche Hölderlin et la question du père
Laplanche Entre séduction et inspiration : l'homme
Laplanche Nouveaux fondements pour la psychanalyse
Laplanche Sexual. La sexualité élargie au sens freudien
Laplanche La révolution copernicienne inachevée
Lalande Vie et mort en psychanalyse
Laplanche Problématiques
  I : L'angoisse
  II : Castration. Symbolisations
  III : La sublimation
  IV : L'inconscient et le Ça
  V : Le baquet. Transcendance du transfert
  VI : L'après-coup
  VII : Le fourvoiement biologisant de la sexualité chez Freud
Laplanche et **Pontalis** Vocabulaire de la psychanalyse
Larthomas Le langage dramatique
Lebecq Histoire des îles Britanniques
Le Bon Psychologie des foules
Le Breton Anthropologie du corps et modernité
Le Breton Conduites à risque
Le Breton L'interactionnisme symbolique
Le Glay, Le Bohec, Voisin Histoire romaine
Le Rider Modernité viennoise et crises de l'identité
Lebovici, Soulé La connaissance de l'enfant par la psychanalyse
Lebovici, Diatkine et **Soulé** (dir.) Nouveau Traité de psychiatrie de l'enfant et de l'adolescent (4 vol. sous film)
Leclant (dir.) Dictionnaire de l'Antiquité
Lecourt L'Amérique entre la Bible et Darwin
Lecourt Contre la peur
Lecourt (dir.) Dictionnaire de la pensée médicale
Lecourt (dir.) Dictionnaire d'histoire et philosophie des sciences
Léonard Histoire générale du protestantisme

Leroi-Gourhan Les religions de la Préhistoire
Leroi-Gourhan (dir.) Dictionnaire de la Préhistoire
Levinas Le temps et l'autre
Lévi-Strauss (dir.) L'identité
Lévy-Bruhl Carnets
Libera de La philosophie médiévale
Liébert Nietzsche et la musique
Ligou (dir.) Dictionnaire de la franc-maçonnerie
Locke Lettre sur la tolérance
MacIntyre Après la vertu
Maïmonide Le livre de la connaissance
Marion Étant donné
Marion La croisée du visible
Marion Dieu sans l'être
Marion Sur la théologie blanche de Descartes
Marsault Socio-histoire de l'éducation physique et sportive
Martin Comprendre la linguistique
Marty, M'Uzan, David L'investigation psychosomatique
Marx Le Capital, livre I
Marx (dir.) Les arrière-gardes au XXe siècle
Marzano (dir.) Dictionnaire du corps
Mattéi La barbarie intérieure
Mattéi Platon et le miroir du mythe
Mattéi Philosopher en français
Mauss Essai sur le don
Mauss Sociologie et anthropologie
Meillassoux Anthropologie de l'esclavage
Merleau-Ponty La structure du comportement
Merlin, Choay (dir.) Dictionnaire de l'urbanisme et de l'aménagement
Mesure, Savidan (dir.) Le dictionnaire des sciences humaines
Meyer Science et métaphysique chez Kant
Meyer Pour une histoire de l'ontologie
Meyer Le comique et le tragique
Meyer Comment penser la réalité
Meyer Le Philosophe et les passions
Meyer Petite métaphysique de la différence
Meyer De la problématologie
Mialaret Sciences de l'éducation
Michaud Hume et la fin de la philosophie
Michaud Locke
Michaud La crise de l'art comtemporain
Mill L'utilitarisme. Essai sur Bentham
Minkowski Le temps vécu
Miquel La littérature arabe
Miossec Géohistoire de la régionalisation en France
Molinié La stylistique
Monneret Exercices de linguistique
Monneyron La frivolité essentielle
Montaigne Les Essais. Livres I, II, III
Montbrial L'action et le système du monde
Montbrial, Klein (dir.) Dictionnaire de stratégie
Moreno Psychothérapie de groupe et psychodrame
Moscovici (dir.) Psychologie sociale
Mounin (dir.) Dictionnaire de la linguistique

Mounin Histoire de la linguistique, des origines au XXᵉ siècle
Moura Littératures francophones et théorie postcoloniale
Mousnier Les XVIᵉ et XVIIᵉ siècles
Mousnier Les institutions de la France sous la monarchie absolue
Nemo Histoire des idées politiques dans l'Antiquité et au Moyen Âge
Nemo Histoire des idées politiques aux Temps modernes et contemporains
Nemo Qu'est-ce que l'Occident ?
Nemo, Petitot (dir.) Histoire du libéralisme en Europe
Nielsberg (dir.) Violences impériales et lutte de classes
Nietzsche, Rée, Salomé Correspondance
Nisbet La tradition sociologique
Niveau et Crozet Histoire des faits économiques contemporains
Nozick Anarchie, État et utopie
Origas (dir.) Dictionnaire de littérature japonaise
Orléan (dir.) Analyse économique des conventions
Orrieux, Schmitt Pantel Histoire grecque
Palier Gouverner la sécurité sociale
Pariente-Butterlin Le droit, la norme et le réel
Parot, Richelle Introduction à la psychologie
Paugam La disqualification sociale
Paugam Le salarié de la précarité
Paugam La société française et ses pauvres
Paugam, Duvoux La régulation des pauvres
Perrin Les praticiens du rêve
Perroy Le Moyen Âge
Piaget La représentation du monde chez l'enfant
Piaget Le structuralisme
Piaget, Inhelder La psychologie de l'enfant
Piéron (dir.) Vocabulaire de la psychologie
Pinçon, Pinçon-Charlot Voyage en grande bourgeoisie
Pirenne Mahomet et Charlemagne
Pisier, Duhamel, Châtelet (dir.) Histoire des idées politiques
Politzer Critique des fondements de la psychologie
Potte-Bonneville Michel Foucault, l'inquiétude de l'histoire
Poulain Sociologies de l'alimentation
Poupard Dictionnaire des religions (2 vol.)
Poutignat, Streiff-Fenart Théories de l'ethnicité
Prairat De la déontologie enseignante
Prigent Le héros et l'État dans la tragédie de Pierre Corneille
Prigent (dir.) Histoire de la France littéraire
  1 : Naissances, Renaissances
  2 : Classicismes
  3 : Modernités
Quinodoz La solitude apprivoisée
Rawls Libéralisme politique
Raynaud, Rials (dir.) Dictionnaire de philosophie politique
Revue Diogène Chamanismes

Revue Diogène Une anthologie de la vie intellectuelle au XXᵉ siècle
Reynié (dir.) L'extrême gauche, moribonde ou renaissante ?
Rials Oppressions et résistances
Rials Villey et les idoles
Riegel, Pellat, Rioul Grammaire méthodique du français
Robin Platon
Roché Sociologie politique de l'insécurité
Rodinson Les Arabes
Rodis-Lewis La morale de Descartes
Romilly (dir.) Dictionnaire de littérature grecque ancienne et moderne
Romilly La tragédie grecque
Romilly Précis de littérature grecque
Rosolato Le sacrifice. Repères psychanalytiques
Rosset Schopenhauer, philosophe de l'absurde
Rosset L'anti-nature
Rosset Logique du pire
Roussillon Agonie, clivage et symbolisation
Roussillon Paradoxes et situations limites de la psychanalyse
Rue Descartes Emmanuel Levinas
Rue Descartes Gilles Deleuze. Immanence et vie
Sabot Lire *Les mots et les choses* de Michel Foucault
Saïd, Trédé, Le Boulluec Histoire de la littérature grecque
Sala-Molins Le Code Noir ou le calvaire de Canaan
Sansot Les gens de peu
Sartre L'imagination
Schaeffer Le refus du féminin
Schmitt Le nomos de la Terre
Schmitt Théorie de la Constitution
Schnapper La compréhension sociologique
Schnerb Le XIXᵉ siècle
Schœlcher Esclavage et colonisation
Schopenhauer Aphorismes sur la sagesse dans la vie
Schopenhauer Le monde comme volonté et comme représentation
Schultz Le training autogène
Schwartz Le monde privé des ouvriers
Sen Éthique et économie
Senghor Anthologie de la nouvelle poésie nègre et malgache de langue française
Sfez La politique symbolique
Simmel Les pauvres
Simmel Philosophie de l'argent
Simon Histoire de la sociologie
Singly Fortune et infortune de la femme mariée
Sirinelli (dir.) La France de 1914 à nos jours
Sirinelli (dir.) Dictionnaire historique de la vie politique française au XXᵉ siècle
Smith Théorie des sentiments moraux
Soboul La révolution française
Soboul (dir.) Dictionnaire historique de la Révolution française
Souiller *et al.* Études théâtrales

Soulez, Worms Bergson
Sourdel L'islam médiéval
Sourdel Dictionnaire historique de l'islam
Souriau Vocabulaire d'esthétique
Soutet Linguistique
Strauss, Cropsey Histoire de la philosophie politique
Supiot Critique du droit du travail
Supiot (dir.) Pour une politique des sciences de l'Homme et de la société
Sureau, Lecourt, David (dir.) L'erreur médicale
Tadié Le roman d'aventures
Taton (dir.) La science contemporaine
 Vol. I : Le XIXe siècle
 Vol. II : Le XXe siècle. Années 1900-1960
Tenzer Pour une nouvelle philosophie politique
Teyssier (dir.) Dictionnaire de littérature brésilienne
Tolstoï Qu'est-ce que l'art ?
Touchard Histoire des idées politiques, t. I
Touchard Histoire des idées politiques, t. II
Tulard La France de la Révolution et de l'Empire
Turpin Droit constitutionnel
Van Tieghem Les grandes doctrines littéraires en France
Van Yperseie (dir.) Questions d'histoire contemporaine
Van Zanten (dir.) Dictionnaire de l'éducation
Veltz Mondialisation, villes et territoires
Verger Les universités au Moyen Âge
Vernant Les origines de la pensée grecque
Vernette et **Moncelon** (dir.) Dictionnaire des groupes religieux aujourd'hui
Viala Lettre à Rousseau sur l'intérêt littéraire
Viala (dir.) Le théâtre en France
Villey Le droit et les droits de l'homme
Villey La formation de la pensée juridique moderne
Wallon Les origines du caractère chez l'enfant
Wallon Les origines de la pensée chez l'enfant
Walter, Feuillard (dir.) Pour une linguistique des langues
Weber Manuel de l'ethnographe
Weber Sociologie du droit
Weil-Barais (dir.) L'homme cognitif
Widlöcher Le psychodrame chez l'enfant
Widlöcher Traité de psychopathologie
Wolff L'être, l'homme, le disciple
Wolff Dire le monde
Worms Bergson ou les deux sens de la vie
Wotling Nietzsche et le problème de la civilisation
Zarka Hobbes et la pensée politique moderne
Zarka Comment écrire l'histoire de la philosophie ?
Zarka L'islam en France
Zarka, Pinchard (dir.) Y a-t-il une histoire de la métaphysique ?
Zazzo Les jumeaux, le couple et la personne
Zehnacker, Fredouille Littérature latine
Zink Littérature française du Moyen Âge
Zink Phonétique historique du français
Zourabichvili, Sauvagnargues, Marrati La philosophie de Deleuze
Zweig Montaigne

Imprimé en France
par MD Impressions
73, avenue Ronsard, 41100 Vendôme
Novembre 2009 — N° 55 505

MD Impressions est titulaire du label Imprim'Vert®